POCHES ODILE JACOB

LA FORCE
DE GUÉRIR

DU MÊME AUTEUR

aux éditions Odile Jacob

Les Jardiniers de la folie, 1988, 1994, « Poches Odile Jacob », 2000.
Le prix du bien-être. Psychotropes et société, 1996.
Des Paradis plein la tête, 1994, 1998, « Poches Odile Jacob », 2000.

ÉDOUARD ZARIFIAN

LA FORCE DE GUÉRIR

POCHES
ODILE JACOB

15, RUE SOUFFLOT, 75005 PARIS

www.odilejacob.fr

ISBN : 2-7381-0921-7

À tous ceux qui souffrent,
et à ceux qui désirent les aider.

Avant-propos

Il y a des médecins pour soigner le cœur, des médecins pour soigner les dents, des médecins pour soigner le foie, mais qui soigne le malade ?

Sacha GUITRY

J'exerce le métier de psychiatre depuis plus d'un quart de siècle. Tout au long de ces années, quotidiennement confronté à la souffrance psychique des personnes venues consulter, je n'ai cessé de réfléchir à la relation très particulière qui s'établit entre un soignant et un soigné. J'en suis convaincu, les plus belles technologies ne suffiront jamais, à elles seules, à tracer la voie de la guérison. L'acte de soigner, qu'il s'exerce en psychiatrie, ou, de manière plus générale, en médecine, repose en effet toujours, *in fine,* sur des êtres humains engagés, par le jeu de la parole et de l'écoute, dans une confrontation à valeur thérapeutique.

Je crois à une médecine de l'homme. Sans elle, sans cette parole qui nous est propre, trop souvent la guérison ne dure pas. Mais la médecine s'éloigne de l'homme. Le médicament, de plus en plus, tient lieu d'échange. Interrogatoires standardisés, échelles de comportement, caméras à positons, résonance magnétique nucléaire, examens biologiques réduisent le soigné à des chiffres, des statistiques. C'est oublier que la souffrance physique s'exprime aussi par la parole et que la souffrance psychique est presque tout entière contenue dans les mots. C'est oublier qu'il y a toujours une personne qui donne et une autre qui reçoit, il y a toujours de l'échange, une attente d'échange qu'il ne faut pas décevoir.

Soigner, ce n'est pas uniquement un acte technique, c'est aussi écouter, savoir entendre la vérité de l'autre derrière les paroles et, parfois, les silences qu'il énonce. La parole tisse du lien et produit du sens. La vie et la mort s'y révèlent comme la souffrance et l'apaisement, l'espoir et le renoncement, le courage et la peur, mais aussi le dévouement, la compassion et, parfois, quelque chose qui ressemble à l'amour de son semblable.

Ce livre est le fruit de toutes les rencontres, de tous les échanges que j'ai eus avec ceux et celles qui ont choisi, à un moment difficile de leur existence, de me faire confiance. Je les ai accompagnés quelque temps, parfois plus, dans leur trajectoire. Bien mieux que les livres, les articles ou les congrès scientifiques, ils m'ont appris ce que doit être la relation thérapeutique : un désir de soigner, une volonté de guérir.

C'est de ce désir et de cette volonté qu'il sera question ici. Nous verrons que le soigné possède un « savoir » sur sa maladie qu'il importe de connaître ; que les « bons » soignants existent ; que les proches, la famille du malade, mais aussi les collègues du médecin, ont une influence réelle sur le résultat de la relation thérapeutique. Nous verrons ce que c'est que cette curieuse alchimie, le rôle qu'y joue le corps et la place qu'y tiennent ce que l'on appelle le transfert et l'effet placebo. Nous verrons enfin quels chemins parfois surprenants emprunte la guérison : pourquoi certaines personnes préfèrent rester dans la maladie et comment d'autres parviennent à guérir par la seule force de leur psychisme.

Je souhaite que de nombreux médecins retrouvent dans les pages qui suivent leur propre pratique et se sentent ainsi moins seuls à défendre une médecine humaniste. J'espère également que tous ceux et toutes celles qui connaissent ou auront à connaître la souffrance physique ou morale trouveront dans ce livre de quoi les aider et les encourager à énoncer, face à ceux qui les soignent, leurs légitimes exigences.

Chapitre premier

LE SAVOIR DU MALADE

« Je suis malade. » Quand vous parlez de vous, quand vous cherchez à définir votre état, vous n'utilisez jamais que ce mot : malade. Que recouvre-t-il ? Et que disent les autres ? Comment vous perçoivent-ils ?

Male habitus : je suis en mauvais état. Se sentir malade, c'est déjà indiquer une rupture par rapport à un état antérieur, l'état de santé, qui est perdu. Se sentir malade n'implique pas que l'on soit atteint par une maladie. La médecine a créé le terme et se l'est approprié. Il désigne alors une entité qui répond au modèle médical fait d'une lésion macroscopique, microscopique ou moléculaire, altérant le fonctionnement du corps et s'exprimant par des symptômes objectifs et quantifiables qui répondent à une cause démontrée ou hypothétique. On peut ainsi se sentir malade et n'avoir point de maladie ou, au contraire, se percevoir en bon état et porter une maladie silencieuse dans son organisme. Vous n'existez plus aux yeux des autres et pour vous-même que par le changement, réel ou subjectivement vécu comme tel, qui vous a fait passer d'un état à un autre. Vous êtes prêt pour être l'objet de soins, vous allez devenir soigné.

Selon votre interlocuteur, selon le regard qu'il va porter sur vous, vous allez cependant endosser une identité différente : patient, client, usager des soins, consommateur du système de santé... Patient ? Qu'est-ce que cela signifie ? Le patient est celui qui endure, qui supporte, qui subit. Mais quoi ? La souffrance ? la maladie ? les soins ? le temps passé à attendre qu'on s'occupe de lui ? Le mot n'est pas très précis... Client ? C'est ainsi que les soignants libéraux et les directeurs d'établissement parlent de vous. Et les choses sont déjà plus claires : il s'agit d'une relation commerciale. Vous vous situez dans un rapport d'argent. On vous rend un service en échange d'une rémunération. Évidemment, on peut toujours imaginer que, dans cette acception, le sens étymologique prévaut : le client est celui qui se place sous la protection d'un plus puissant que lui, tout comme le plébéien de la Rome antique bénéficiait de la protection du patricien qui était son « patron ». Mais ne rêvons pas... Usager des soins ? Cette expression est courante aujourd'hui. Elle assimile le système de santé à un service public – ce qu'il est parfois – et postule que le malade est avant tout un citoyen qui, en tant que contribuable, est en droit d'attendre des prestations techniques de qualité fournies par des fonctionnaires anonymes. On parle aussi de « consommateur ». Ce terme noie le malade dans la masse de ceux qui achètent des biens de consommation et s'organisent en associations pour défendre leurs droits et vérifier qu'il n'y a pas fraude sur la qualité de la marchandise. On pense ici en termes de marché.

Des textes officiels récents réintroduisent cependant la notion de personne dans les soins. Il est alors question de « personne examinée » ou de « personne malade ». C'est le cas notamment aux États-Unis, où l'on ne dit plus « alcoolique », mais « personne avec une dépendance à l'alcool » ou « personne en difficulté avec l'alcool ». La maladie devient un objet distinct du sujet, un peu comme si l'on parlait d'une « personne avec un chapeau ». Pourquoi pas ? Mais à condition de ne pas s'intéresser qu'à la maladie, de ne pas oublier le malade. Or c'est rarement le cas. Le plus souvent, la maladie diagnostiquée, voire l'organe malade, sert à vous définir. Vous n'êtes plus une personne, mais un objet. Vous perdez alors votre identité. L'hôpital public est le lieu par excellence de cette transformation. Entre eux, les soignants diront : « As-tu vu les examens du cancer du larynx ? », ou carrément : « Je vais faire la chambre du larynx. » Parfois même, vous n'êtes plus qu'un numéro, celui de la chambre que vous occupez : « Le vingt-deux a demandé le bassin. »

Mais vous n'êtes pas un objet. Vous êtes le sujet de vous-même. Vous avez la conscience de votre identité qui fait de vous un être humain unique au monde. C'est pourquoi vous devez être traité comme tel par les autres êtres humains et en particulier par ceux qui vous soignent. Vous n'êtes pas qu'une collection d'organes parfois défectueux, et vous n'êtes pas uniquement le résultat du jeu de vos neurotransmetteurs cérébraux. Vous êtes avant tout une histoire personnelle, ainsi que le souvenir de cette histoire et des émotions particulières qui l'ont marquée. Et vous êtes un animal doué de parole qui utilise le sens caché des mots pour donner du sens à sa vie.

Toute maladie confronte à des réalités, suscite des représentations, entraîne des conséquences et amène à vivre des émotions inhabituelles. Être soigné, au-delà de l'altération du corps et de la souffrance sous ses différentes formes, c'est l'attente, la peur, l'espoir. C'est la découverte du statut de malade et parfois l'utilisation de la maladie afin d'obtenir des gratifications, même à partir de l'adversité. Mais, plus fondamentalement encore, toute maladie sérieuse s'inscrit dans la spiritualité. Vivre, ce n'est pas seulement le fonctionnement physiologique d'un corps, et la santé n'est pas seulement le silence des organes. Vivre, c'est aussi s'interroger sur le sens de la vie, de sa propre vie. Chacun, à un moment de son existence, connaît cette interrogation. Parfois, son caractère aigu prend l'allure d'une crise. Il n'y a rien de tel que la maladie pour raviver les questions sur le sens de la vie, pour susciter une rébellion, allumer une révolte, provoquer incrédulité et culpabilité. « Pourquoi moi ? Pourquoi maintenant ? Pourquoi mon enfant ? Qu'ai-je fait pour mériter cela ? Ce n'est pas possible. » Toute maladie est un deuil parce que c'est la perte de la santé, ce bien qu'on ignore tant qu'on le possède.

Le soigné a plusieurs manières de mobiliser son agressivité face à la maladie. L'autoagressivité génère la culpabilité et c'est beaucoup plus fréquent qu'on le croit. Pendant très longtemps, la maladie était liée à la notion de faute ou de malédiction. Il en était ainsi des épidémies, expressions des foudres divines. Plus récemment, certaines bonnes âmes voyaient dans le sida je ne sais quelle punition pour ceux qui en étaient atteints. Plus rarement, l'agressivité est dirigée contre autrui. Le déterminisme de la maladie est attribué aux circonstances ou aux autres. Bien souvent, l'agressivité est éteinte, la passivité s'installe, et la fatalité est invoquée même si on l'appelle génétique ou hérédité. En fait, cette agressivité qui gît en chacun de nous doit être transformée grâce à l'aide des soignants. La sublimation de l'agressivité la transforme en force et en volonté pour se battre contre la maladie et gagner l'épreuve qui est engagée.

DOULEUR ET SOUFFRANCE

Les altérations de la santé génèrent souvent de la douleur, toujours de la souffrance. La langue française n'est pas d'une très grande précision sur ces deux aspects des désagréments infligés à ceux qui sont soignés. On dit indifféremment « J'ai mal » et « Je souffre ». On peut d'ailleurs souffrir sans être atteint par une pathologie caractérisée par la médecine, car la souffrance est un sentiment pénible et désagréable lié aux aléas de l'existence. Si la douleur, qui est toujours physique, est liée à une pathologie, la souffrance, qui est « morale », c'est-à-dire psychique, n'est pas toujours l'expression d'une altération de la santé. Il est pourtant grave pour un soignant de confondre douleur et souffrance, car les solutions thérapeutiques ne sont pas de même nature.

La douleur est la conséquence d'une atteinte physique du corps. Elle obéit aux lois de la physiologie, et ses mécanismes intimes sont presque totalement élucidés. Elle se manifeste par des plaintes, parfois des cris, et nécessite un traitement systématique par des médicaments dits antalgiques dont le plus puissant est la morphine. Elle ne peut être partagée par un soignant ou par un proche. C'est une expérience individuelle, solitaire, dont il faut identifier l'origine pour pouvoir en traiter la cause ultérieurement. Toute douleur physique entraîne chez celui qui la subit une souffrance psychologique secondaire à la manière dont elle est vécue. Celui qui est « dur au mal » accordera peu d'importance à sa douleur physique, et celui qui est pusillanime ou plus « sensible » se verra envahi par la représentation psychologique de sa douleur.

Mais lorsque la douleur physique est d'une intensité importante, elle submerge toute activité de pensée, sidère celui qui la subit et interdit toute action et tout raisonnement.

La souffrance est d'une autre nature, car elle existe sans douleur physique et fait partie de manière quotidienne de la condition humaine. Son intensité la fait appeler parfois « douleur morale » lorsque les événements de vie qui la provoquent sont d'une grande importance – par exemple un deuil –, et elle peut même constituer l'essentiel d'un trouble psychique comme dans le cas de la dépression mélancolique. Dans cette entité, le déprimé est envahi par l'idée délirante d'une faute inexpiable, d'une déchéance irrévocable et d'une culpabilité inexpugnable. La souffrance psychique liée à l'existence n'est pas pathologique, loin s'en faut, elle ne nécessite ni médicament ni électrochoc. Elle demande à s'exprimer par des mots, à être écoutée et entendue. Elle appelle avant tout à être partagée par celui qui la comprend et qui contribue ainsi à son allégement. Confondre la souffrance psychique légitime, consécutive aux difficultés de l'existence, qui demande un accompagnement spécifique d'ordre psychologique, et la souffrance morale des pathologies psychiques, qui peut nécessiter le recours à des médicaments psychotropes majeurs, est une faute que certains soignants commettent.

« L'homme souffre parce qu'il pense », écrivait André Malraux dans *La Condition humaine*. Maurice Blanchot lui fait écho dans *Le Livre à venir* : « Étranges rapports. Est-ce que l'extrême pensée et l'extrême souffrance ouvriraient le même horizon ? Est-ce que souffrir serait, finalement, penser ? » Oui, la vie fait souffrir. Et cette souffrance-là ne doit pas être muselée par des médicaments inappropriés. Il faut au contraire lui permettre de s'exprimer et apporter à celui qui la subit l'aide efficace de la relation humaine disponible, chaleureuse et compatissante. Si la douleur physique est vécue dans la solitude et ne peut être soulagée que par des médicaments, la souffrance psychique peut être partagée par la compréhension et l'écoute bienveillante. Lorsque le partage est impossible, on entre dans le domaine de la pathologie. Le recours à des médicaments est alors nécessaire.

Les douleurs physiques, aiguës ou chroniques, obéissent à des règles quasi mécaniques. On connaît les circuits neuronaux qui sont impliqués, leur articulation entre eux, leur trajet jusqu'au cerveau et les substances chimiques qui permettent à la sensation douloureuse d'exister. Il est donc possible d'intervenir à différents niveaux de cette chaîne pour couper le circuit de la douleur en utilisant des moyens médicamenteux appropriés. Il n'est pas normal de souffrir physiquement. Toute douleur corporelle d'une intensité désagréable doit et peut être traitée efficacement chez l'adulte comme chez l'enfant.

La souffrance psychique ou « morale » est d'une autre nature. Elle obéit à des mécanismes psychologiques, fait partie intégrante de la vie humaine, s'exprime par la parole et nécessite l'échange interhumain pour être soulagée. Ceux qui « gardent tout pour eux » souffrent plus que ceux qui rencontrent « une oreille compatissante » pour alléger leur peine à vivre. À l'inverse de la douleur physique, la souffrance psychique existentielle est immédiatement partageable, et cela contribue à son apaisement. Elle est la vie, témoigne de nos affects en réaction aux événements douloureux que nous traversons et ne constitue pas une pathologie mentale, mais une expérience dont il faut tirer profit. Les moments de bonheur liés aux épisodes heureux de notre vie en sont l'image en miroir. Ils correspondent aux vérités individuelles de chacun et méritent – si l'on souhaite mieux se connaître soi-même – d'être analysés dans leurs déterminants. C'est ainsi que l'on peut éviter certaines répétitions de comportements qui conduisent à une souffrance psychique. Certaines pathologies psychiatriques s'expriment par des souffrances psychiques intenses et durables qui surviennent en dehors de tout événement vécu et requièrent bien sûr des traitements adaptés. Ce registre ne concerne plus les fluctuations affectives légitimes et inévitables de l'existence et sont d'une tout autre nature. Mais, comme je l'ai analysé ailleurs [1], une frange de la psychiatrie veut faire

1. Voir Édouard Zarifian, *Des paradis plein la tête*, Paris, Odile Jacob, coll. « Poches Odile Jacob », 2000 ; et *Le Prix du bien-être*, Paris, Odile Jacob, 1996.

croire que toute fluctuation désagréable de la vie psychique est pathologique et relève exclusivement d'un traitement médicamenteux durable.

Les mécanismes psychologiques de la souffrance psychique survenant dans la vie quotidienne peuvent être ramenés à des règles simples. Il s'agit de l'équilibre, au sens pondéral de la balance, entre les frustrations et les gratifications que nous apporte l'existence. Être heureux, c'est recevoir plus de gratifications que de frustrations. Être malheureux, c'est l'inverse. On ne vit pas très longtemps sans ressentir de la souffrance psychique lorsque les frustrations sont durablement plus importantes que les gratifications. La question est de savoir ce qui constitue les gratifications et les frustrations pour chacun de nous. Il existe trois niveaux, qui sont l'objet, la représentation et le symbole. D'une manière générale, la perte et le refus entraînent une frustration, la possession et l'attribution amènent une gratification. Le bébé découvre la frustration et la souffrance psychique lorsqu'il perd l'objet qui lui donne du plaisir : le biberon qu'on lui retire, le jouet qui tombe et qu'il ne peut ramasser. L'objet peut être matériel, mais ce peut être aussi une personne. On établit une relation avec les objets et on leur attribue une valeur. C'est l'idée que l'on s'en fait qui constitue la représentation de la valeur affective que l'on attache à un objet ou à une personne. Cette représentation peut elle-même contenir un sens symbolique qui lui est donné par chacun d'entre nous ou par la société. Par exemple, une personne possède un tableau qu'elle aime beaucoup et qui constitue le seul souvenir qu'elle conserve de sa grand-mère. Le tableau est à la fois un objet présent, il a une valeur affective et il est le symbole d'une personne très chère qui a disparu. On tisse avec un être vivant une relation dont l'importance dépend de la valeur affective qu'on lui attribue et de ce qu'elle représente symboliquement pour nous.

Des valeurs abstraites et symboliques peuvent gratifier, comme les honneurs ou la considération. L'argent est à la fois un objet, une représentation et un symbole. Gratification et frustration ont beaucoup à voir avec le plaisir, les affects et le narcissisme, c'est-à-dire à des vérités strictement personnelles, même si beaucoup d'êtres humains partagent les mêmes valeurs. La perte d'objet entraînant la frustration peut être réelle (deuil) ou symbolique (perte d'une illusion). On dit d'ailleurs « faire le deuil de ses illusions ». Ce qui est intéressant, c'est d'analyser ce qu'est la nature de la perte qui entraîne une souffrance psychique. La perte matérielle d'un emploi se situe à un niveau premier de frustration, mais le narcissisme n'est pas épargné. La « mise au placard », à salaire identique, dans une entreprise est une frustration liée à la valeur symbolique de la fonction précédemment occupée. La blessure narcissique constitue ici l'essentiel de la frustration. La souffrance psychique consécutive à un deuil comporte aussi une atteinte narcissique pour celui qui reste. La mort de l'autre déclenche un deuil lié à la perte de l'objet d'amour. Mais la mort de l'autre est aussi un peu notre propre mort, que nous vivons en restant toujours présent au monde. Celui qui part avec les souvenirs qu'il avait de nous, de notre vie, emporte avec lui des témoignages et des lambeaux de notre existence et de notre identité qui existaient pour lui parfois à notre corps défendant. Le « tu te souviens de... » qui nous illumine brusquement et nous remémore un instant en fait perdu pour nous, mais qui ressuscite grâce à l'autre, ne se produira plus jamais. La capacité qu'avait l'autre de l'évocation de nous-même disparaît avec lui et, chaque fois, nous mourons aussi un peu. C'est pourquoi, après notre propre mort, l'évocation par les survivants de notre existence nous permet de ne pas mourir définitivement. Notre existence n'est pas uniquement ce que nous vivons, mais aussi ce que nous donnons à voir de nous-même aux regards des autres. Quand leur regard s'éteint, nous disparaissons un peu avec eux.

LES REPRÉSENTATIONS DU SOIGNÉ

Toute personne engagée dans des soins est, à elle seule, le siège de représentations mentales concernant sa situation et ceux qui la soignent. Il est utile que soigné et soignant puissent analyser ensemble le contenu de ces représentations et échanger librement à leur propos. Le soigné a d'abord une certaine idée de sa maladie : c'est le « savoir du malade », vécu au premier degré dans son corps. Ce savoir est subjectif et indépendant des informations qui peuvent être dispensées par le soignant ou par les médias.

Les représentations concernent aussi la médecine, les médecins en général et le médecin soignant en particulier. Leur tonalité peut être péjorative ou flatteuse. La dissociation est possible entre une mauvaise image des médecins et une très bonne représentation de son propre médecin. Le soigné peut attendre beaucoup, trop ou pas grand-chose des soins dont il est l'objet. Le résultat final s'en ressentira, et c'est une information que le soignant se doit de connaître.

Les traitements, à cause d'une large information du grand public, sont également imaginés selon des perspectives plus ou moins exactes. L'administration par piqûre est associée à l'idée d'affection sérieuse et de traitement puissant. L'urgence implique pratiquement l'obligation de l'injection : « Docteur, vite, faites-lui une piqûre ! » On sait pourtant que certains médicaments, comme les tranquillisants, sont plus rapidement efficaces en comprimé qu'en injection intramusculaire. Mais ne pas faire une piqûre quand on est appelé en urgence auprès de quelqu'un qui présente une crise aiguë d'angoisse est peut-être une erreur psychologique. La perfusion intraveineuse (le « goutte-à-goutte ») est souvent associée à l'idée de gravité, voire de cas désespéré, alors qu'elle obéit le plus souvent à un impératif de commodité. Quant à l'utilisation de la morphine, jusqu'à une époque récente, elle était pratiquement tenue par les soignés pour l'ultime traitement des cas désespérés alors qu'il s'agit simplement du médicament le plus efficace contre les douleurs très sévères.

Le soigné se définit aussi une position personnelle par rapport aux soins et ce, indépendamment de l'attitude du soignant. C'est la question de la volonté et du désir. Certains sont actifs et d'autres passifs. Les uns désirent être soignés, les autres sont contraints à se faire soigner. Parler de « se soigner » implique une participation délibérée aux soins. C'est l'idéal. Tout cela n'est pas sans incidence aussi sur le regard du soigné sur lui-même, modifié par la maladie, ou sur l'avenir qu'il se prête. L'espoir et le désir de guérir tiennent pour une large part aux représentations du soigné et ne doivent pas être ignorés du soignant.

LE SAVOIR DU MALADE

« Maladie » n'a qu'un seul sens dans la langue française, celui d'une entité pathologique décrite par la médecine. L'anglais est plus riche. Il existe en effet dans cette langue trois mots qui ouvrent largement les représentations que l'on peut avoir de la maladie à sa réelle diversité. *Disease* est la maladie de la médecine, celle qui se trouve exposée dans les livres et qui correspond au savoir du médecin. *Sickness* est la maladie du malade et renvoie au savoir de celui-ci sur l'éprouvé de sa propre affection. Même si le médecin ne vous trouve pas malade au regard de ses critères scientifiques, vous pouvez authentiquement vous sentir malade. Cette réalité subjective a une valeur qui ne peut être récusée ni mise en doute. Enfin, *illness* est la représentation que les autres, les proches, la société, peuvent avoir d'une pathologie et correspond à l'idée qu'ils s'en font.

Les soins réunissent toujours une trilogie constituée du soigné, du soignant et des témoins. Chacun a une idée qui lui est propre de la maladie et qui ne coïncide pas forcément avec celle des autres. Le mot unique de maladie qui est utilisé en français selon trois points de vue différents favorise la confusion. De véritables dialogues de sourds peuvent s'engager :

– Tous vos examens sont normaux, vous n'êtes pas malade, dit le soignant.

– Moi, je me sens malade, dit le soigné.

– Allons, secoue-toi un peu, tu n'es pas si malade que ça, disent les proches.

Mais quand l'échange est possible entre les différents partenaires des soins et que chacun peut exprimer avec ses mots ce qu'il pense, les ambiguïtés sont levées, et des alliances peuvent alors se créer. Le processus de guérison ne peut se développer dans sa totalité que lorsque les positions de tous se rejoignent en coïncidence. Le savoir du malade est donc extrêmement important à identifier, car il correspond à la représentation qu'il a de la maladie qui l'atteint.

La maladie du malade est ce qu'il ressent de son trouble dans son corps et dans son esprit. C'est sa réalité à lui. Ce savoir, le soignant doit le mériter s'il veut y avoir accès. Il ne s'apprend pas dans les livres, mais s'offre dans une relation de confiance. Si le savoir du soignant est souvent la maladie sans le malade, le savoir du soigné est l'éprouvé de sa souffrance qui ne se traduit que par des mots. Seul le dialogue, l'écoute attentive permettent la communication, c'est-à-dire le partage d'une vérité unique parce que individuelle. De surcroît, cette vérité est codée parce que le sens qu'elle véhicule répond à des représentations symboliques. Il existe donc un double discours. L'un est explicite, qui donne à être entendu ; l'autre est implicite, qui demande à être interprété. Cette conception peut sembler abstraite. Une fracture du col du fémur, un infarctus du myocarde, un ulcère gastrique peuvent apparaître comme des réalités qui se passent de commentaires. Il n'en est rien. Une fracture, un ulcère, un infarctus, c'est chaque fois une lésion *plus* une représentation. C'est une donnée objective pour le soignant, mais c'est aussi une expérience subjective pour le soigné. C'est une histoire qu'il vit à la fois dans sa chair et dans son imaginaire. Le soignant ne peut pas privilégier un aspect et ignorer l'autre. L'altération organique s'affichera grâce aux techniques, mais la blessure psychique se révélera par des mots. L'une et l'autre méritent d'être soignées, la première par des thérapeutiques chirurgicales ou médicales, la seconde par l'écoute et la relation interpersonnelle. On conçoit que cette vision s'applique avec encore plus de pertinence et d'acuité aux troubles psychiques qui ne possèdent aujourd'hui aucune signature organique et qui ne s'expriment que par la parole.

Il faut distinguer le savoir du malade sur lui-même de ce que peut être son opinion en particulier sur le résultat des traitements, sur son confort ou sa qualité d'existence. Pour connaître cette opinion, encore faut-il la lui demander. Qui, mieux que le soigné, peut énoncer ce qu'il ressent ? Comment peut-on s'arroger le droit d'évaluer à sa place le bénéfice qu'il éprouve au nom d'une échelle de comportement standardisée et quantifiée ? Les échelles de qualité de vie peuvent-elles remplacer ce que chaque soigné pense de sa situation personnelle ? Il est temps que les soignés retrouvent l'usage de la parole !

CORPS ET PSYCHISME

Quand on évoque les soins, on pense souvent d'abord au corps malade. En réalité, le corps et l'esprit sont indissociables. Nul ne peut prétendre soigner l'un en ignorant l'autre. Le corps occupe une place centrale dans les préoccupations et les représentations du soigné. La souffrance psychique des troubles mentaux le relègue parfois au second plan, mais il ne s'en manifeste pas moins de diverses façons, par exemple en exprimant son intolérance à l'intrusion médicamenteuse qu'on lui impose, si bénéfique soit-elle.

Le corps, c'est à la fois le visible, le symbolique et le caché. Il est l'enveloppe matérielle, sexuée, apparente aux yeux d'autrui, dont les changements d'aspect témoignent de notre temps de passage dans la vie : on grandit, on évolue, on vieillit. Par ses attitudes, le corps exprime plus ou moins clairement notre état intérieur. La mimique, la gestuelle, la position assise sur la chaise en face du soignant sont autant de discours silencieux qui disent nos pensées secrètes. Mais le corps qui se donne à voir n'est pas que matériel, il est aussi le symbole de notre existence au monde. Il incarne alors l'intimité de notre identité, en particulier dans ses aspects esthétiques et érotiques. Il devient objet de désir pour l'autre. Enfin, le corps est également caché, invisible. Il est l'intérieur qui se révèle uniquement par la douleur. « La santé, c'est la vie dans le silence des organes », disait Leriche. Et il avait raison ! Combien de personnes savent avec précision comment elles sont faites intérieurement ? Posez donc la question de la taille d'un poumon, d'un cœur, d'un utérus ! On dit : « J'ai mal aux reins » en désignant sa région lombaire, sans toujours savoir que le rein, s'il siège sous le diaphragme, est en réalité, par sa localisation, partiellement intrathoracique. Une lésion extérieure et apparente fait souvent moins peur qu'une lésion intérieure que l'on ne conçoit même pas. Et l'inimaginable devient forcément trop imagé : chacun sait, par exemple, que « le cancer invisible ronge l'intérieur du corps comme un crabe ».

Dans les maladies somatiques, le corps est au centre des préoccupations du soigné et du soignant. Souvent, on fait comme s'il n'en était rien, on déplace l'attention vers un organe précis comme s'il était détaché du corps. L'image radiologique, le tracé électrique, le bilan biologique deviennent le lieu de la maladie et la cible des traitements. On tente d'oublier que le cholestérol, la cellule sanguine, le contour du viscère à l'échographie viennent de ce corps du soigné qui est là, présent, face au soignant. Cela dit, une lésion visible, une paralysie, une douleur précise, surtout quand elle s'accompagne d'une gêne fonctionnelle, ramènent vite à la réalité du corps.

Toute modification de ce schéma corporel que nous portons inconsciemment en nous tant que le corps fonctionne normalement signale cruellement un manque en cas de lésion dont l'importance apparaît majeure jusqu'à ce que les gestes palliatifs s'installent. On se fait au doigt une petite blessure et, brusquement, par la gêne qu'elle occasionne dans la vie quotidienne, on constate que chaque partie du corps contribue au bon fonctionnement de l'ensemble...

C'est d'une manière librement consentie – à condition d'être informé de ce qui l'attend – que le soigné confie son corps au soignant au cours de ce que Paul Ricœur appelle « la rencontre singulière ». Mais il n'est pas aisé de se dénuder devant un étranger. C'est pourquoi le soignant doit respecter la dignité de la personne soignée. L'examen clinique doit préserver la pudeur, et certains aspects techniques, par exemple en gynécologie, ou la nécessaire présence d'un collaborateur doivent obéir à des règles strictes qui sont d'ailleurs prévues par le code de déontologie des médecins. Le soigné assume ce corps dans son existence, dans son apparence, parfois dans sa souffrance, ce qui n'est jamais facile. L'attention portée au corps malade par le soignant apporte plus que ce qui est nécessaire pour établir un diagnostic. En effet, le corps malade était confié autrefois à ceux qui détenaient un pouvoir sacré parce que le corps est le lieu où se cristallise la question fondamentale de la vie et de la mort. Il n'existe pas avant la vie, il n'existera plus après la mort, et son altération réveille l'angoisse fondamentale de celle-ci.

La question du corps n'est guère évoquée dans les pathologies psychiques, ou alors de manière marginale, par le biais des somatisations. Mais c'est faire preuve d'un dualisme dépassé que d'ignorer l'importance du corps dans les troubles psychiques. Il est présent dans l'éprouvé physique du sujet, dans le contenu de ses représentations mentales et dans le sens qui s'en dégage. Toute pathologie mentale est aussi une pathologie du corps, qu'il s'agisse du corps réel ou du corps fantasmé (l'idée que l'on se fait de son corps). Il est facile d'évoquer l'hystérique, chez qui le corps séducteur parle à la place de la parole et dont les perturbations fonctionnelles peuvent être multiples. Il est habituel de citer les « maladies psychosomatiques » – terme à juste titre contesté – pour illustrer des pathologies qui rendent évidentes peut-être plus que d'autres encore les indissociables interactions entre l'esprit et le corps. Mais on ne peut faire l'économie d'une seule entité psychopathologique dont le corps serait absent. On pense aussi avec son corps lorsque la souffrance est psychologique, et c'est bien souvent lui qui exprime le sens du conflit psychique. L'anxiété se vit d'abord dans le corps. Dans sa forme majeure, celle de la crise aiguë d'angoisse, elle mime la menace de mort imminente. La phobie des maladies, c'est un esprit qui souffre de la peur du corps malade. Le déprimé non seulement éprouve physiquement des altérations de son corps – anorexie et amaigrissement, par exemple –, qu'il mortifie et dévalorise, mais, dans certaines formes extrêmes de mélancolie, il vit la mort de son corps ou sa disparition alors que son esprit reste vivant. Chez le délirant, le corps a son mot à dire. Il le fait de mille manières. Distordant les perceptions, le délire habite le corps d'hallucinations auditives, visuelles ou viscérales qui rendent le monde angoissant, menaçant, terrifiant. Elles font du corps un étranger à l'esprit qui l'occupe. Ailleurs, le pouvoir magique du délire donne au corps des capacités insoupçonnables et une puissance sans limite. Une fois évanoui l'orage du délire, l'esprit garde des traces de ce que le corps a symboliquement vécu. C'est pourquoi il faut que les soignants s'intéressent au sens de ce qui a été déliré dans le corps afin d'en partager plus tard la signification avec le patient.

À l'inverse, toute maladie somatique génère aussi une souffrance psychique. Fruit de la pensée, elle requiert une aide spécifique. La boucle sera bouclée quand le bénéfice de l'aide psychologique sera suffisamment important pour influencer le corps et contribuer à l'amélioration du résultat thérapeutique. La démonstration en a été faite à de très nombreuses reprises dans la pathologie cancéreuse, en particulier le cancer du sein, et dans beaucoup de maladies organiques très sévères. Récemment, des associations de patients dans le domaine du cancer et du sida ont donc fait savoir aux pouvoirs publics que, au-delà des excellents soins techniques dont ils bénéficient, ils veulent pouvoir parler, être écoutés, devenir moralement forts.

Le corps qui souffre à cause des pathologies est parfois malmené par les soignants eux-mêmes. Ce peut être lors d'investigations diagnostiques douloureuses. Bien plus souvent, ce sont les effets indésirables des traitements médicamenteux qui en sont la cause. C'est toute la question de ce que l'on appelle le « rapport bénéfice-risque ». De quoi s'agit-il ? Les soignants fixent les termes acceptables de ce rapport. Le pourcentage des hémorragies ou des perforations digestives induites par les anti-inflammatoires prescrits en rhumatologie doit être suffisamment faible pour en justifier une utilisation très large. La « iatrogénie » définit ces pathologies ou ces inconvénients induits par le médicament, et c'est un paradoxe étrange que de provoquer une maladie en voulant en soigner une autre. On connaît maintenant avec précision ces « effets secondaires » corporels, ces hospitalisations ou ces décès dus à la iatrogénie. Il ne fait pas de doute que la connaissance, voire la peur, de la iatrogénie tient une place dans les représentations du médicament par le soigné et joue un rôle dans sa relation avec les soignants. Pour que la confiance et les bénéfices thérapeutiques demeurent la règle, il faut donc pouvoir en parler, informer, ne pas laisser l'imaginaire développer dans la solitude des images trop négatives.

Face au corps du soigné, il y a le corps du soignant. On en parle très peu, et c'est dommage. En médecine somatique, le port d'une blouse blanche signifie une convention. Le corps sexué du soignant est caché, il disparaît du regard, permettant à la neutralité de s'instaurer. Cela n'empêche pas, bien entendu, les fantasmes du soigné comme ceux du soignant. Cette blouse blanche, symbole du pouvoir des soignants sur le corps du soigné, est parfois vécue comme dangereuse. L'association de sa vision à des souvenirs traumatisants provoque ce que l'on appelle « l'effet blouse blanche ». La seule présence du soignant suffit alors à élever la pression artérielle du soigné, accélérer le pouls, ou, comme on a pu le vérifier, augmenter la libération de certaines hormones. La médiation que constitue la blouse blanche transforme les rapports humains entre soignant et soigné en autorisant les gestes techniques qui reçoivent ainsi une légitimité.

En pathologie mentale, si le port de la blouse blanche par les soignants est plus rare et ne concerne que les inconditionnels du modèle médical, le déni du corps est assez fréquent. Le corps dérange par ce qu'il exprime. On sait qu'il peut prendre la place de la parole : les maux du corps remplacent alors les mots pour dire la souffrance et les conflits. Mais il peut s'agir aussi de ce que Pierre Fedida appelle « les métaphores corporelles », c'est-à-dire les attitudes corporelles du soignant et du soigné témoins de leur subjectivité inconsciente. En psychanalyse traditionnelle – divan pour le soigné, fauteuil hors du champ de vision pour le soignant –, la règle technique présente un intérêt réel. Les thérapeutes savent bien que la disparition de leur silhouette entraîne chez le patient des fantasmes – pas toujours énoncés, d'ailleurs – sur leur attitude corporelle. Le corps caché du soigné n'est pas seulement évoqué par sa parole pour dire qu'il l'aime, qu'il le déteste, ou qu'il en a honte. Il se manifeste aussi physiquement, par exemple par des borborygmes qui peuplent les silences. Cela peut arriver au soignant, juste pour rappeler que les corps existent en psychothérapie, et que le soignant et le soigné ne sont pas de purs esprits.

Dans les thérapies en face à face, qui sont de loin les plus fréquentes, le corps tient une place primordiale. Il ne faut pas négliger les messages qu'il transmet. Prenons l'exemple de la distance qui sépare les fauteuils. Elle est fixée par le patient quand il s'installe. En cours de thérapie, elle peut s'amenuiser au fur et à mesure que s'instaure la confiance et que se développe le transfert. L'absence de blouse révèle aussi au soigné, par le vêtement porté, une information sur le soignant. Neutralité, conformisme, coquetterie, contestation, indépendance, provocation, sont des aspects de la personnalité du soignant qui peuvent ainsi être révélés au soigné par les vêtements. L'important est d'en être conscient. On notera d'ailleurs, au cours de la psychothérapie, comment le moindre changement vestimentaire du soignant est repéré et interprété par le soigné. Le corps est vraiment toujours très présent dans la relation psychologique.

Parfois, le corps souffrant tient lieu de discours impossible à exprimer, ou témoigne de ce que l'inconscient du patient a comme lien avec une maladie qui survient à un moment chargé de sens pour lui. C'est là que l'attention du soignant se déplaçant du seul organe lésé au sujet qui souffre permet une aide totale et beaucoup plus efficace. La médecine du corps est inséparable de l'aide psychologique. Comme l'a très bien décrit Pascal Henri Keller [1], toute maladie organique comporte un effet de révélation sur la vie psychique du patient. Reste au soignant à ne pas être sourd face à ce qui veut s'exprimer.

DU SYMPTÔME

Les maladies provoquent des signes et des symptômes qui en révèlent l'existence, altèrent le fonctionnement de l'organisme et permettent aux médecins de les déceler. Comme toujours, l'étymologie est riche d'enseignement. Le signe n'est pas seulement la marque distinctive, mais le présage, forcément fâcheux en l'occurrence. Le symptôme n'est pas uniquement un phénomène lié à l'état morbide qu'il permet de détecter ou l'accident désagréable qui apparaît au cours d'une maladie, c'est aussi, dans une certaine acception, un événement malheureux. On peut considérer que le symptôme est la marque de la maladie. Il se traduit par la perturbation d'une fonction, allant de la gêne au risque vital, provoquant parfois une douleur et toujours une souffrance. Mais il est des maladies dites asymptomatiques ou silencieuses dont l'existence n'est pas perçue par la personne. Dans cette circonstance, est-on malade si l'on ne se

1. Dans *La Médecine psychosomatique en question*, Paris, Odile Jacob, 1994.

perçoit pas comme tel ? Les autopsies de personnes mortes très âgées de manière naturelle révèlent régulièrement des foyers localisés de cellules cancéreuses – dans la prostate, par exemple – ou des lésions vasculaires qui n'ont jamais entraîné le moindre désagrément. Ces personnes étaient-elles malades ? Toutes les personnes bien portantes sont-elles des malades qui s'ignorent ? À l'opposé, il est des situations où la souffrance existe, le sentiment d'être malade est présent, mais le corps médical ne trouve aucun symptôme et aucune lésion aux examens.

C'est bien grâce au repérage des symptômes, au sens qui se dégage de leur regroupement, que le médecin décrira un syndrome. Approfondissant son examen et replaçant le syndrome dans un contexte de vie, s'appuyant sur l'examen clinique du corps et les résultats d'investigations complémentaires (biologiques par exemple), il sera conduit à établir un diagnostic. La maladie portera un nom. Dans les meilleurs cas, le soignant en identifiera même la cause. L'augmentation de la température du corps est un symptôme appelé la « fièvre ». Si cette fièvre s'accompagne de frissons, de transpiration, de sensation de chaleur cutanée, de soif, elle réunira les éléments d'un « syndrome fébrile ». S'il existe des courbatures musculaires, des maux de tête, une fluctuation particulière de la fièvre dans un contexte hivernal d'épidémie grippale, le diagnostic d'infection par le virus de la grippe sera évoqué. Les symptômes ne sont pas habituels. Ils différencient le « normal » du « pathologique ». La fièvre a été constatée par la prise de la température corporelle au moyen d'un thermomètre qui donne une valeur chiffrée très supérieure à celle de la température moyenne du corps humain. Le symptôme constitue une donnée matérialisée, objective et quantifiée.

On distingue les symptômes fonctionnels et les symptômes physiques. Les premiers témoignent de l'altération d'une fonction, comme l'essoufflement en dehors de l'effort, la toux, ou la douleur. Les seconds sont détectés au niveau du corps du malade grâce aux appareils sensoriels du médecin. La vision détecte une éruption cutanée, l'audition un souffle cardiaque, la palpation l'augmentation de volume d'une rate, l'olfaction l'odeur acétonémique de l'haleine d'un diabétique. Autrefois, on goûtait les urines pour y détecter du sucre. Tous ces signes physiques sont perçus par l'examinateur, ils sont matérialisés et universels, car tous les malades dans le monde portant le même diagnostic présentent les mêmes symptômes. Ils sont surtout indépendants de la personne malade, mais dépendants de la maladie. Aujourd'hui, les ressources sensorielles du soignant sont supplantées par les « examens complémentaires » biologiques, radiologiques ou électriques qui permettent d'explorer l'intérieur du corps et l'intimité moléculaire des cellules. On reste cependant dans le domaine de l'universel, de l'objectivable et du quantifiable. Les symptômes qui caractérisent une maladie n'ont de liens ni avec la vie psychique du soigné, ni avec son histoire personnelle, ni avec sa culture. La maladie elle-même peut dépendre en partie de ces éléments en fonction de sa cause mais non ses symptômes. Ce n'est qu'en les vivant à sa manière propre, avec son psychisme, que le soigné incorpore les symptômes pour en faire un peu de lui-même. Lorsqu'il en parle, qu'il les raconte, que les maux deviennent ses mots, alors on est passé de l'universel au singulier. C'est là que se rencontrent la maladie de la médecine, qui est dans les livres, et le savoir du malade, qui est dans ce qu'il vit et ce qu'il représente. C'est en tenant compte des deux que le soignant pourra guider le soigné sur le chemin de la guérison.

Que constate-t-on lorsque l'on s'intéresse aux troubles mentaux encore appelés « désordres psychiques » ? C'est que l'on se situe dans un tout autre registre dont les caractéristiques peuvent même s'opposer point par point aux maladies du corps. Ce n'est pas pour autant que certains troubles psychiques ne sont pas sévères, gravement perturbants, nécessitant des soins attentifs et prolongés. C'est la différence de nature entre maladies du corps et désordres psychiques qui est soulignée pour dire la spécificité des symptômes, de la souffrance qu'ils engendrent et des aides qu'ils nécessitent. L'identification des symptômes se joue dans la confrontation de deux subjectivités : celle du soigné et celle du soignant. Le diagnostic repose sur l'interprétation que fait le soignant du discours du soigné et de son comportement. Dans ce domaine, on sait combien la notion de norme est fluctuante et dépend des circonstances, des époques et des cultures. Le diagnostic est vraiment contenu dans la parole du soigné et dans la manière dont elle est entendue. On se situe dans le qualitatif et le subjectif, et plus du tout dans l'objectif et le quantifiable. Il en est de même pour l'évaluation du comportement. C'est toujours un autre, le soignant en l'occurrence, qui le juge pathologique en fonction des critères habituels attendus d'un comportement et de son adaptation aux circonstances. La question de la norme est ici délicate, et ses évaluations peuvent être parfois fonction de la tolérance de l'observateur. Ce qui est dit par le soigné contient les symptômes, et le soignant arrive à un diagnostic par sa croyance au discours qui est tenu. La question se pose parfois dans cette adhésion à la parole exprimée de la différencier du mensonge et de la simulation. Certes, il y a le contexte, les témoignages des proches, des symptômes associés qui aident à emporter une conviction.

« Je suis très triste, je n'ai plus goût à rien, je ne crois pas avoir un avenir et j'ai envie de disparaître. » Cette phrase peut relever, en fonction du contexte, de trois hypothèses : un épisode dépressif, un mensonge, une simulation. C'est la nature même des symptômes que je souhaite souligner, et on voit bien qu'ils sont très différents des symptômes physiques d'une maladie organique, comme une jaunisse ou une tumeur de la glande parotide. L'inspection visuelle ou la palpation de cette glande salivaire derrière le lobe de l'oreille mettent en évidence un symptôme concret, accessible à tout examinateur et indépendant du contexte. La perturbation d'un comportement est aussi évaluée par rapport aux habitudes culturelles et aux circonstances. Un homme qui hurle et vocifère dans la rue peut être un délirant comme un fêtard éméché. Mais, dans la nuit du 31 décembre au 1er janvier, un tel comportement est banal.

Le caractère pathologique du symptôme d'une maladie organique ne dépend ni du calendrier ni de la bienveillance du soignant qui le découvre. Il existe ou il n'existe pas. Le symptôme qui définit le trouble psychique peut être normal ou pathologique selon les circonstances et le jugement subjectif de celui qui l'évalue. On conçoit que la frontière est mouvante et peut être placée là où on souhaite qu'elle soit. C'est donc sur la nature des critères diagnostiques – forcément subjectifs et changeants – qui seront choisis que se fondera la décision de soigner. Dans l'ex-Union soviétique, les contestataires du régime étaient considérés schizophrènes et traités comme tels. Aujourd'hui, trop souvent, les variations de l'humeur consécutives à des difficultés d'existence sont appelées « dépression » et traitées médicalement. Il n'existe, en psychiatrie, aucun examen objectif, biologique ou radiologique pour affirmer un diagnostic.

Le symptôme psychique, tout entier contenu dans la parole, possède comme elle du sens pour celui qui l'exprime. Il a également une fonction dans l'économie du sujet qui énonce ainsi sa souffrance. Avant de faire disparaître le symptôme psychique par un traitement approprié comme on le ferait du symptôme gênant d'une maladie du corps, il faut permettre au soigné d'en comprendre la fonction dans le contexte qu'il vit. C'est peut-être pour lui une manière de protester, de se rebeller, de demander plus d'amour ou d'attention. C'est parfois une façon de signifier aux autres un échec dans l'existence. Le décryptage de la fonction de cette souffrance dont il peut parler permet au symptôme de disparaître définitivement. Sinon, il réapparaîtra tant qu'il n'aura pas été entendu. Mais seul le soigné détient la vérité sur lui-même, et il faut lui donner la possibilité de l'exprimer. Un symptôme psychique n'est pas un corps étranger, complètement indépendant de la vie intérieure du soigné et qu'il faut éliminer comme on le ferait d'une verrue disgracieuse.

Dans certaines affections psychiques marquées par la durée de l'évolution ou la répétition des accès, le déterminisme biologique, non encore élucidé, est sans doute prédominant dans la genèse des troubles. Ce n'est pas une raison pour déroger au principe qui vient d'être évoqué. Même le délire contient du sens et possède une fonction dans l'économie psychique du soigné. Il est clair que lui permettre d'accéder à ce sens à distance de la crise ne suffit pas à garantir l'avenir. Mais, ajouté au traitement médicamenteux, cela autorise à mieux vivre, en sujet conscient de qui on est, des épreuves que le destin vous impose.

Je ne reviendrai pas ici sur le système de classification diagnostique officiel qui est utilisé en psychiatrie dans le monde entier sous l'influence nord-américaine. Le DSM (*Diagnostic and Statistical Manual of Mental Disorders*) est défendable dans sa conception, il ne l'est pas dans son utilisation pour les soins. La clinique qu'il propose est déterminée statistiquement. Elle représente donc la moyenne de tous les symptômes mais ne correspond à ceux d'aucun soigné en particulier. Je m'en suis déjà expliqué ailleurs [1]. Cette classification de symptômes – et non de malades – aboutit à différencier trois cent vingt diagnostics différents. Si l'on s'en tient au seul traitement médicamenteux, cela conduit à prescrire une des substances appartenant aux quatre seules classes thérapeutiques utilisées en psychiatrie : les neuroleptiques ou antipsychotiques, les antidépresseurs, les tranquillisants (et les hypnotiques), le lithium et ses apparentés. Quatre classes thérapeutiques pour trois cent vingt diagnostics ! À quoi servent ces sortes de diagnostics ? Regroupement de symptômes dits « homogènes », ils sont utilisés pour la recherche. Elle n'a rien d'autre pour réaliser ses statistiques, mais ils correspondent à une hétérogénéité d'êtres humains en difficulté dont aucun n'est semblable à un autre. Les symptômes objec-

1. Édouard Zarifian, *Des Paradis plein la tête*, *op. cit.*

tifs et quantifiables des maladies du corps peuvent être regroupés indépendamment des malades qui en sont porteurs. Les symptômes subjectifs, exprimés par la parole de chacun, sont, eux, indissociables, dans leur originalité, de celui qui les énonce.

La psychiatrie académique mondiale – celle de la représentation officielle – est tout entière façonnée par l'hégémonie culturelle nord-américaine. Il n'en est heureusement pas de même pour la psychiatrie de soins qui, elle, ne peut pas faire l'impasse sur la subjectivité individuelle. Quand on soigne un malade, on est confronté à une histoire, une parole, un contexte, des affects et des représentations qui sont uniques. Les symptômes mêmes ont des particularités dans leur expression ou dans leur signification. Pourtant, la psychiatrie nord-américaine a imposé au monde entier une vision homogène, universelle et quantifiée de la clinique des troubles psychiques. Quand on sait le cas qui est fait des particularités individuelles – seules les minorités organisées et agissantes ont droit d'existence aux côtés de la société traditionnelle –, on ne saurait s'en étonner. En 1996, le dixième congrès de l'Association mondiale de psychiatrie qui s'est tenu à Madrid avait comme titre et comme slogan « *One world, one language* ». C'était un vrai programme. « Un seul monde », c'est-à-dire celui dont la réalité est façonnée par la culture américaine. « Une seule langue », l'anglais ou plus exactement le « *broken English* » *ou* « *mid-Atlantic English* », qui tient lieu d'idiome dans la communication scientifique internationale. Mais « *one language* » signifie aussi une seule manière de concevoir la psychiatrie, de décrire les symptômes psychiques en les désinsérant du sujet souffrant pour en faire une sorte de code universel quantifiable, applicable uniformément à tous, et soumis à la statistique. La réalité de chacun n'a aucun intérêt, on ne veut voir qu'une seule tête. « Déprimés de tous les pays, unissez-vous car vous êtes tous strictement semblables les uns aux autres. » Cette pensée unique est une forme d'impérialisme intellectuel qui efface toute originalité individuelle. Lorsque l'on s'adresse à un psychiatre pour être soigné et non pour entrer dans une cohorte qui sera exploitée statistiquement afin de permettre une publication internationale, il vaudrait mieux savoir à qui l'on a affaire. Il y a les psychiatres qui soignent des personnes qui souffrent, chacune étant considérée comme un sujet unique qui possède ses particularités à découvrir. Il y a aussi, malheureusement, des psychiatres qui, mécaniquement, visent à atteindre un taux de réponses statistiquement déterminé pour la thérapeutique utilisée. Ce devrait être au malade de choisir. Ce n'est pas que la psychiatrie quantitative, les statistiques, et d'une manière générale la médecine basée sur la preuve doivent être condamnées, loin de là. Simplement, l'application directe et exclusive aux soins individuels de ce qui ne doit concerner que la méthodologie de la recherche est un non-sens thérapeutique. Que le médecin utilise les résultats validés de ces recherches lorsqu'il y a une conséquence pratique pour les soins, cela va de soi. Mais que les outils de la recherche se substituent à la clinique individuelle des soins et à la relation, c'est une perte de chance pour le patient. Or ce qui est enseigné au futur psychiatre, c'est exclusivement la psychiatrie quantitative nord-américaine.

Comment peut-on décrire le psychisme d'un homme en s'appuyant sur l'observation de la moyenne de tous les hommes ? Chaque être humain est unique, et ce n'est pas ce qu'il a en commun avec les autres qui éclairera ce qui le caractérise en propre. La recherche rend nécessaire l'exploitation statistique de données recueillies sur des groupes humains. Le soin et en particulier la psychothérapie sont des rencontres entre deux personnes dont chacune ne ressemble à aucune autre. C'est de l'échange de leur subjectivité que surgira ou non la possibilité de vraiment soigner. L'esprit de la recherche et l'esprit des soins sont à cet égard antinomiques.

La psychiatrie est une médecine de la subjectivité. Si les performances du cerveau – les compétences et les capacités à réaliser des tâches – sont du domaine du quantifiable et de l'objectif, la vie psychique ressortit au qualitatif et au subjectif.

L'objectif, c'est ce qui a une réalité en soi et qui repose sur des phénomènes universels. Le subjectif se rapporte à un sujet. La personne humaine allie les deux aspects en permanence. Elle associe ce qu'elle possède en commun avec tous et ce qu'elle détient, et façonne en particulier. On peut ainsi considérer, sans les dissocier, mais en reconnaissant leur spécificité, les binômes suivants : connaître et savoir, écouter et entendre, le concret et l'abstrait, le signifiant et le signifié, le réel et la réalité, le factuel et le symbolique, etc. Par certains aspects, nous appartenons à la collectivité humaine, par d'autres, nous sommes unique. L'aide à la souffrance psychique ne peut pas faire l'impasse sur la singularité. Certes, cela est dérangeant pour les marchés et la consommation. L'individu doit se fondre dans le panel de consommateurs ou le groupe homogène de malades. Le médicament sera déterminé par ordinateur, prescrit sur une ordonnance préimprimée à une posologie identique pour tous. Alors on peut faire des prévisions. Mais non dans le domaine du psychisme. C'est pourquoi certains jugent préférable d'en nier l'existence. C'est un artefact gênant qu'il faut éliminer. Comment peut-on planifier des désirs et des choix individuels, du non-reproductible, du mouvant et de l'éphémère? Pourtant, même les rats de laboratoire ne réagissent pas tous de manière identique.

La science ne s'accommode pas du psychisme et de l'inconscient qu'elle ne peut ni localiser ni voir. « Prouvez-moi avec mes moyens expérimentaux que l'inconscient existe », dit-elle. Elle a dit aussi : « Prouvez-moi l'existence de Dieu. » Certes, les moyens scientifiques ne peuvent pas prouver l'existence de Dieu. Cependant, en son nom depuis des milliers d'années, on aime son prochain et on l'égorge, on bâtit des temples et des cathédrales, on les détruit également. Quel pouvoir pour une entité qui n'existe pas ! Eh bien, l'existence de l'inconscient aussi ne peut être prouvée, mais il se manifeste quotidiennement dans notre psychisme pour nous faire agir, souffrir, jouir, aimer et haïr. Peut-être vaut-il mieux essayer de le déchiffrer que d'en nier l'existence.

On ne fabrique pas n'importe quelle pathologie par hasard, mais en fonction des événements que l'on vit. La maladie est souvent l'interaction d'une vulnérabilité génétique héritée et d'une situation qui vous agresse physiquement ou psychologiquement. D'où l'importance, pour les soins, d'analyser le contexte et, pour la prévention, d'identifier quasi écologiquement les facteurs d'agression. Le symptôme a du sens parce qu'il vient parler à la place du sujet en confirmant qu'il est en situation de souffrance morale. Il ne peut être éliminé par un traitement, quel qu'il soit, sans avoir été au préalable entendu, pris en considération et utilisé pour atteindre l'intimité de l'être. En psychiatrie, on ne peut se contenter des apparences. On s'intéresse à l'être, non au paraître.

Chapitre 2

LE MÉDECIN GUÉRISSEUR

Est soignant toute personne qui œuvre à rétablir la santé d'une autre personne que l'on nomme le « soigné ». Cela paraît simple. En fait, aujourd'hui, il existe les soignants officiels, détenteurs d'une légitimité, et les autres. Les soignants officiels, ce sont ceux qui, par l'obtention d'un diplôme attestant de leurs compétences, offrent aux soignés des garanties reconnues par l'État sur la validité et la qualité de leurs prestations. Il s'agit d'une qualification professionnelle et d'une identité. Le « docteur en médecine » est le représentant emblématique des soignants. Mais la liste des soignants est longue, car on peut rétablir la santé, ou du moins y contribuer, de diverses manières. Il y a donc une intervention de la loi dans la notion des soins. Elle définit ceux qui ont légalement le droit de soigner et ceux qui sont dans l'illégalité. Une continuité s'établit ainsi entre les soignants reconnus officiellement, ceux qui sont illégaux mais tolérés, les guérisseurs reconnus coupables d'« exercice illégal de la médecine », et les charlatans qui ont la volonté d'abuser de la crédulité des malheureux pour les escroquer. L'État intervient avec plus ou moins de vigueur sur les illégaux selon qu'ils paient l'impôt ou exercent clandestinement.

Les soignants reconnus par la loi acquièrent leurs compétences dans des facultés ou des écoles spécialisées, et un diplôme permettant un exercice au plan national vient officialiser leurs connaissances. Il en est ainsi des médecins et de leurs diverses spécialités, des dentistes, des infirmières et des aides-soignantes, des kinésithérapeutes, des sages-femmes, etc. regroupés sous le terme de « professions de santé ». Les soignants des troubles psychiques occupent une place particulière. Les médecins qui se consacrent aux traitements de ces troubles sont les psychiatres. Mais il y a de nombreux « psy » constituant une nébuleuse au sein de laquelle le public a du mal à discerner les identités professionnelles. Certains termes désignent une profession légale correspondant à un diplôme, d'autres termes font référence à une compétence dont la garantie est souvent difficile à vérifier. Enfin, il est des « psy » qui s'autoproclament compétents et dont l'exercice relève exclusivement du charlatanisme et de l'exploitation de la détresse humaine. La profession non médicale légalement reconnue – et sanctionnée par un diplôme universitaire – pour sa capacité à soigner les troubles psychiques est celle de psychologue. C'est le seul exemple en médecine où un soignant à part entière – et non un « auxiliaire de santé » – a la reconnaissance de sa capacité à soigner dans le domaine d'une spécialité médicale, à savoir la psychiatrie. Les différences, avec le psychiatre, sont liées à l'impossibilité d'engager certains actes remboursés par la Sécurité sociale et surtout de prescrire des médicaments. Les psychothérapies effectuées par des psychologues ne sont donc pas (pas encore ?) remboursées aux assurés sociaux.

Il existe une interface de compétences entre psychiatres et psychologues qui peut soulever des questions délicates. Le psychiatre, le plus souvent, n'a reçu aucune formation aux psychothérapies et il est le seul habilité à prescrire des médicaments psychotropes. Le psychologue qui est psychothérapeute n'est pas autorisé à prescrire et doit décider de ce qui relève de sa compétence. Devant un délire ou une dépression sévère, il adressera le soigné à un psychiatre ou, à tout le moins, à un médecin qui est seul habilité à prescrire le traitement qui s'impose. En revanche, l'essentiel des troubles psychiques peut être traité de manière purement symptomatique par des médicaments, de manière éclectique par des médicaments et/ou une psychothérapie, ou par une psychothérapie seule. Selon que vous êtes psychiatre sans formation à la psychothérapie, psychologue sans droit à la prescription, ou psychiatre et psychothérapeute, vous ne proposerez pas le même traitement au même patient. L'autre profession légalement reconnue de « psy » est celle d'infirmier psychiatrique qui implique une formation et donc une compétence spécifiques aux troubles traités.

Les psychanalystes proposent aux soignés une authentique compétence qui n'est sanctionnée par aucun diplôme officiel. Est psychanalyste celui qui a effectué une analyse personnelle, qui a reçu un enseignement théorique et qui a été supervisé par un psychanalyste chevronné au cours de ses premières prises en charge. Un tel cursus, pour des raisons théoriques qui ne peuvent être détaillées ici, ne donne pas lieu à un diplôme garantissant au public une compétence. Peuvent devenir psychanalystes des médecins, des psychologues, mais aussi des universitaires venant des sciences humaines. La raison en est qu'une cure psychanalytique peut être utile à une personne souffrant de troubles psychiques, mais qu'elle est aussi une expérience de connaissance de soi-même dont l'intérêt dépasse largement le domaine des soins. Comment s'y retrouver ? Si la compétence de psychanalyste n'est pas authentifiée par un diplôme, n'importe quel charlatan peut s'intituler psychanalyste. Cela peut même être le cas d'un psychiatre ou d'un psychologue qui laisse entendre qu'il est psychanalyste alors qu'il n'a reçu aucune formation spécifique, mais qui abuse la bonne foi des soignés parce qu'il détient un diplôme reconnaissant une compétence d'une autre nature.

Dernier cas, celui des psychothérapeutes qui abrègent parfois le terme en « thérapeutes ». Il s'agit d'une auberge espagnole. La psychothérapie, c'est la capacité à soigner par la seule interaction du psychisme de deux (ou plus, en cas de groupe) êtres humains. Au sein de cette appellation extrêmement générale, on dénombre plusieurs centaines de formes diverses de psychothérapies. Être psychothérapeute (ou « thérapeute ») ne veut donc rien dire si le soigné ne s'enquiert pas de la nature de la psychothérapie et de la compétence du thérapeute. On trouve dans les pages jaunes de l'annuaire téléphonique la rubrique « Psychothérapeute » qui regroupe sans distinction les « vrais » (psychologues, psychanalystes, etc.) et les charlatans. Ceux qui publient aussi des annonces dans les magazines avec les voyantes, les clubs de rencontre et le Minitel rose, et qui distribuent des prospectus dans les boîtes aux lettres. Une annonce ou une carte de visite portant les mentions « Psychothérapeute – Thérapie individuelle, familiale, de couple » sans autre précision relève le plus souvent de la pure escroquerie. Tout se joue sur l'analogie avec les termes « psychothérapeute », qui correspond à une compétence réellement acquise, et « thérapie familiale », qui est pratiquée par des psychologues authentiques que rien ne distingue des promesses des charlatans.

Comment se repérer dans ce maquis au moment où, pour des raisons de label européen imminent, n'importe qui essaie actuellement de se faire reconnaître en France comme « psychothérapeute » par les autorités sanitaires ? Il n'y a pas de recette infaillible, d'autant que, même si la compétence peut être vérifiée, l'alchimie de la relation humaine, porteuse de vertus thérapeutiques, ne se décrète pas à l'avance. Elle ne s'éprouve que dans l'expérience personnelle de chacun au cours des premières séances. C'est pourquoi le meilleur moyen de savoir à qui on a affaire est encore de le demander. On peut s'en enquérir auprès de son médecin habituel ou en se fiant au bouche à oreille en interrogeant des proches ou des associations de patients qui peuvent témoigner d'expériences bénéfiques avec tel ou tel psychothérapeute. On peut aussi vérifier auprès de son interlocuteur en vue d'une psychothérapie qui il est et quelle formation il a reçue. Il ne devrait y avoir aucune gêne à demander et pas plus à répondre. Après tout, on ne vas pas confier le plus intime de son être, parfois pendant plusieurs années, à quelqu'un dont on ne sait rien ni de son statut professionnel ni de sa formation. Être psychiatre ou psychologue ne suffit pas, encore faut-il avoir acquis une formation spécifique à la pratique des psychothérapies. Il est hautement improbable que le praticien sollicité sur la question de sa formation à la psychothérapie réponde par un mensonge.

Il existe aussi des soignants illégaux mais tolérés et parfaitement identifiés par le fisc. Nombre d'entre eux exercent des activités de soins reconnus dans d'autres pays que la France et même remboursés par les organismes de protection sociale, comme c'est le cas des naturopathes en Suisse. On touche là à un concept devenu un dogme : il n'est pas de médecine en dehors de ce qui est enseigné à la faculté ou pratiqué par un docteur en médecine. Vaste chasse gardée... Ce dogme protège la population contre l'essentiel des charlatans qui l'exploiteraient et mettraient sa santé en péril en l'absence de ce diktat. Qualifiée en France de « médecine parallèle » et dans d'autres pays européens de « médecine complémentaire », l'homéopathie, exercée exclusivement par des docteurs en médecine, jouit d'un statut bâtard très attaqué par les puristes et les conservateurs. Enseignée officiellement au cours des études médicales dans certains pays d'Europe, comme l'Allemagne, elle est violemment controversée par ceux qui, ne pouvant expliquer scientifiquement « comment ça marche », continuent de nier son efficacité. Il n'est pas dans mon intention de prendre parti, mais de décrire une situation où la polémique et la passion tiennent lieu d'arguments, ce qui montre bien que l'on touche à des domaines sensibles. Les médecins acupuncteurs ne déclenchent pas tant de tumulte. Parmi les soignants tolérés, mais dont les diplômes n'ont pas de valeur légale, il y a les naturopathes – qui sont en fait des hygiénistes – et les ostéopathes qui « manipulent » la colonne vertébrale. La chiropraxie inclut les manipulations, mais elle constitue une véritable approche psychologique et philosophique de l'homme.

À côté des « illégaux tolérés », on trouve les « illégaux pourchassés ». Tels sont les guérisseurs et les rebouteux. Fruits d'une complexité où s'allient le désir de soigner, les croyances culturelles locales, parfois les références à la magie, au fluide, au magnétisme, au « don » inné, voire au sacré, les guérisseurs sont universels et intemporels. On rencontre sûrement chez eux des personnages appartenant au folklore, mais capables d'aider par l'utilisation des simples, par la réduction d'une luxation ou par le pouvoir de la conviction. Mais on rencontre aussi beaucoup plus souvent des charlatans et des escrocs incapables de discerner ce qui relève d'une intervention médicale et ce qui peut se suffire de la suggestion. Promettre la santé à ceux qui vivent une détresse permet d'abuser facilement leur crédulité.

Il est dommage que le beau mot de « guérisseur » soit l'apanage essentiellement des abuseurs de la souffrance. Quel médecin ne rêve pas d'être un authentique guérisseur ? Le journal *Libération* titrait récemment : « En Afrique du Sud, les guérisseurs auront bientôt le même statut que les médecins ». Le parlement a voté une loi donnant aux guérisseurs les mêmes prérogatives qu'aux représentants de la médecine occidentale. C'est ainsi qu'ils pourront prescrire des arrêts de travail et que leurs consultations seront remboursées par l'assurance maladie. La psychiatrie sud-africaine accepte la coexistence de plusieurs sortes de croyances. Maria Malagardis, auteur de cet article, note que les délires des Xhosas et des Zoulous sont plus efficacement soignés par les guérisseurs traditionnels que par la psychiatrie occidentale. Les guérisseurs, explique-t-elle, sont recensés et doivent obéir à un code de déontologie. Elle rapporte que la compagnie publique d'électricité Eskom offre depuis 1997 à ses quarante mille employés le choix entre les deux systèmes de santé avec remboursement des soins chez les guérisseurs. Cette croyance, liée à la culture, dans le pouvoir du guérisseur est une illustration des capacités d'autoguérison lorsque les circonstances sont favorables. Canguilhem remarquait que la différence entre le médecin et le guérisseur reposait sur la définition même de leur statut. « Un médecin qui ne guérirait personne, écrivait-il, ne cesserait pas, en droit, d'être un médecin. [...] Un guérisseur ne peut l'être qu'en fait, car il n'est pas jugé sur ses " connaissances ", mais sur ses réussites. » Les gens qui se laissent convaincre par les vertus des guérisseurs oublient que 30 à 40 % de tous les symptômes fonctionnels (douleurs diverses en particulier) disparaissent sous l'influence de l'effet placebo. Ils devraient aussi différencier ceux qui, par tradition, distribuent gratuitement leurs tisanes et ceux qui ont fait d'un pseudo-pouvoir de soigner une activité dont la seule finalité est l'argent gagné rapidement, en abondance et clandestinement.

L'utilisation du mot « soignant » obligeait à évoquer les différentes catégories de dispensateurs de soins qui viennent d'être envisagées. Cependant, désormais, c'est exclusivement aux soignants officiels, médecins surtout et psychiatres en particulier, qu'il sera fait référence. Mais, fondamentalement, légalement ou illégalement, est soignant celui qui désire authentiquement soigner.

PROFESSION MÉDECIN

Cela ne fait pas longtemps – à peine plus d'un siècle – que la médecine est une profession : 1892, pour être précis[1]. Cette reconnaissance, qui accorde aux soignants médecins le monopole du traitement de la maladie, a des conséquences importantes sur la relation soignant-soigné. La *pro-fessio* n'oblige plus le soignant à démontrer sa foi comme jadis les prêtres, mais permet la « vocation ». La chasse aux concurrents est ouverte. Tous ceux qui prétendent soigner en dehors de la médecine officielle sont des guérisseurs, des rebouteux, des charlatans, des escrocs. Certes, le plus souvent, ces noms sont mérités, mais celui de guérisseur aurait dû être annexé par la médecine professionnelle. Il sonne si bien à l'oreille et promet tant d'espoir... Les autres « vrais » soignants ne peuvent le demeurer qu'en s'organisant à l'ombre tutélaire de la médecine et deviennent des « auxiliaires » du médecin. Tentés par ce modèle, ils ne tarderont

1. Philippe Adam, Claudine Herzlich, *Sociologie de la maladie et de la médecine*, Paris, Nathan Université, coll. « 128 », 1995.

pas à s'organiser en « professions » indépendantes en se calquant sur la référence médicale. Ainsi les chirurgiens-dentistes, les kinésithérapeutes, le corps infirmier qui se structure activement. Les sages-femmes demeurent encore un peu dépendantes de l'obstétricien, les psychologues commencent à s'organiser, et les religieuses des hospices sont en voie de disparition.

En devenant officiellement une profession, la médecine se voit reconnaître une autonomie complète dans son organisation, son exercice et son contrôle. L'enseignement, les modalités d'exercice, les comptes à rendre à l'opinion publique, la déontologie sont régis de manière interne, en particulier par l'ordre des médecins qui est une structure d'autocontrôle. De nombreux cas récents montrent que la société entend que la situation change. Mais le corps médical renâcle à perdre son autonomie totale et n'accepte pas la transparence. Le seul argument avancé est toujours l'intérêt supérieur du malade.

Cette profession extraordinairement autogérée, refusant toute mise en cause publique, qui punit les médecins coupables de critiquer la compétence du système, prétend, de surcroît, ne défendre aucun intérêt corporatiste. Un exemple : oubliant que médecins libéraux et médicaments sont payés par l'argent des assurés sociaux, c'est-à-dire la collectivité, le corps médical s'insurge régulièrement, au nom de la liberté de prescription, lorsque les pouvoirs publics, dans un souci de rigueur, dérembboursent un médicament abusivement utilisé.

L'image du médecin, c'est-à-dire sa représentation sociale et individuelle, vient du fond des âges. On attend de lui qu'il soit sorcier, chaman, guérisseur, sage, confident. Décevoir cette attente en ne proposant qu'une technique pure revient à négliger l'essentiel. C'est pourquoi l'ancien médecin hospitalier, quand il découvre la clientèle de ville, est obligé de satisfaire sa demande et s'éloigne de la route tracée par la faculté. On fait alors du « sur mesure » tandis que l'on a appris à confectionner du « prêt-à-porter ». Comme le disait l'un d'entre eux : « Avant, j'avais des malades à soigner. Maintenant, j'ai des clients à satisfaire. » Une telle phrase invite à la réflexion. Les égards et les garanties que le malade est en droit d'attendre doivent être indépendants d'une seule contrepartie financière telle que le prix de l'acte tarifé par la Sécurité sociale ou le salaire du secteur public. Sans quoi le médecin perd le sens humain de sa mission qui est de soigner. Il existe, au-delà de l'acte technique, une mission de soins qui fait du métier de médecin une profession différente du simple commerce. Soigner, c'est beaucoup plus qu'appliquer rigoureusement des techniques thérapeutiques. La représentation sociale des soignants en général, et des médecins en particulier, est riche de multiples aspects. Être soignant, c'est être à la fois technicien et sorcier, commerçant et guérisseur. Même si les mots de « vocation » et de « mission » peuvent faire sourire aujourd'hui, les soignants ne doivent pas être réduits au seul rôle d'ingénieurs ou de mécaniciens d'organes malades qu'il faut bricoler. C'est particulièrement vrai en psychiatrie, où la souffrance siège au plus profond de l'intimité d'un être humain, où il n'y a pas d'organe lésé à réparer, où le soin doit prendre en compte tous les aspects de la personne en difficulté.

DEVENIR SOIGNANT

Devenir soignant est un apprentissage qui se greffe sur un désir de soigner et sur une motivation.

Enseigner, former

L'enseignement du soignant concerne l'ensemble des connaissances qui doivent lui permettre d'établir un diagnostic, de comprendre la cause de la maladie, les mécanismes des symptômes et les bases des thérapeutiques. Il est clair que c'est indispensable. Médecins et chirurgiens apprennent ainsi l'anatomie et la physiologie des organes, leurs altérations sous l'influence des lésions, l'histoire naturelle des maladies, l'évolution sous l'effet des traitements et les mécanismes d'action de ceux-ci. On ne peut qu'évoquer le corpus de connaissances nécessaires à l'exercice de la médecine, la découverte par le compagnonnage des gestes techniques nécessaires au diagnostic, aux investigations instrumentales, ou aux méthodes de traitement.

La psychiatrie occupe une place particulière. Certes, les études spécialisées approfondissent la connaissance du cerveau qui va de ses aspects anatomiques à ses structures moléculaires ainsi qu'à l'utilisation des médicaments psychotropes qui modifient le fonctionnement cérébral. Mais la clinique des troubles mentaux ne repose, en vue d'établir un diagnostic, que sur la parole des soignés et leurs comportements. Pour différencier le normal du pathologique, à l'inverse de la médecine du corps, il n'existe aucun examen radiologique, électrique ou biologique dont l'altération signerait un diagnostic spécifique. Tout repose sur l'évaluation subjective, par le soignant, de ce qui est dit ou donné à voir par le patient. L'histoire personnelle, le contexte de vie, la trajectoire existentielle sont également pris en compte pour constituer la clinique psychiatrique traditionnelle. Comme chaque personne est unique et a vécu une histoire qui lui est propre, il faut aussi respecter l'originalité attachée à chacun avant de parler de pathologie par comparaison avec des comportements standard.

Toutes ces connaissances techniques sont inséparables des représentations que les soignants peuvent avoir des soignés et des soins. C'est là que se joue l'essentiel des rapports entre soignants et soignés, et c'est sûrement en psychiatrie, où il n'y a pas d'organe lésé à réparer, mais une personne en souffrance à aider, que c'est le plus important. Les plus techniciens des médecins, les psychiatres les plus réducteurs des troubles psychiques aux seuls symptômes, s'accordent tous à dire – hélas parfois en totale bonne foi – que le malade doit être au centre des soins et que leur seule préoccupation est le sujet souffrant. Soit. Mais comment les croire lorsque l'on constate la nature de leur pratique où le malade est soigneusement éliminé de la maladie ? Il suffit de se référer à la nature de l'enseignement, à son contenu, aux représentations qu'il suscite pour le comprendre. Entrer dans une salle de cours pour étudiants en médecine, lire une revue de psychiatrie, un journal médical, assister à un de ces innombrables colloques financés par l'industrie pharmaceutique en France ou dans le monde vous donnera la réponse. On ne parle *jamais* des malades. Un cours sur l'insuffisance cardiaque ne décrira pas l'existence quotidienne et les contraintes matérielles dont elle est marquée. Il ne fera pas vivre le malade aux yeux de l'étudiant. L'essoufflement progressivement croissant, décrit pompeusement sous le terme de dyspnée, ne sera pas mis en situation chez la femme âgée qui vit seule et habite un appartement au quatrième étage sans ascenseur. Les fractures du col du fémur se résument à de la mécanique, des traits de rupture et des descriptions de prothèses. Quand décrit-on la réalité des patients, les raisons de leur chute (que l'on peut prévenir) et l'incidence sur leur vie future en fonction de la nature de leurs activités ?

Mais c'est en psychiatrie que la situation est caricaturale. Ne cherchez pas le malade : il a disparu !

La dépression en est un exemple criant. À longueur de séminaires, de colloques, de congrès, d'articles et de livres, on glose sur « les maladies dépressives », on définit, on classe, on décrit selon les saisons, l'âge, le sexe, la couleur des yeux, que sais-je encore. Mais du malade il n'est pas question. Ce qu'il aurait à dire est-il si effrayant ? Pourquoi, lorsque l'on aborde « les critères de guérison » ou « la qualité de vie » – les tartes à la crème du jour –, évite-t-on soigneusement de lui demander personnellement et individuellement ce qu'il en pense ? Si par malheur il ose exprimer que, lui, il ne s'estime pas guéri, ou que, ma foi, sa qualité de vie après les comprimés n'est pas exceptionnelle, il lui faudra très vite filer vers la case « dépressions résistantes », où il n'aura plus l'occasion de s'exprimer...

C'est donc l'enseignement qui est en cause. Les modèles qu'il donne en représentation ne concernent jamais le malade en tant qu'individu singulier qui exprime ce qu'il ressent et ce qu'il pense. Vingt-cinq siècles après la querelle des écoles de Cnide et de Cos, qui défendaient l'une « la médecine des organes » et l'autre « la médecine du sens », on dirait que rien n'a changé [1]. Pourtant, nombreux sont les soignants qui n'acceptent pas comme une fatalité irréversible cet

1. Voir Antoine Thivel, *Cnide et Cos ? Essai sur les doctrines médicales*, Paris, Les Belles Lettres, 1981 ; Jean Carpentier, Caroline Mangin-Lazarus, *Retrouver la médecine*, Institut Synthélabo pour la Connaissance, coll. « Les Empêcheurs de penser en rond », 1996.

aveuglement de l'enseignement médical conduisant à une pratique de classification du sujet souffrant. En 1992, l'École dispersée de santé européenne a consacré ses sixièmes rencontres sur l'île de Cos au thème « La place du sujet dans les pratiques médicales et sociales ». Les participants se sont accordés à penser que « la maladie est une parole ». Des médecins généralistes, animés par la foi en une médecine de l'homme, se regroupent actuellement sous l'égide de Patrice Muller et ont créé une revue, *Pratiques* [1], dont le deuxième numéro est consacré à la souffrance psychique. Il est clair que de telles initiatives ne reçoivent même pas une miette de la manne qui nourrit les revues, colloques, congrès, etc., évoqués plus haut. Sans aides, sans l'adhésion du plus grand nombre, en marge de l'enseignement officiel ou officialisé (qui a dit formation médicale continue ?), des groupes de soignants, encore isolés et dispersés, disent opiniâtrement leur engagement dans une médecine à l'écoute de la souffrance individuelle. Lorsque la jonction sera effectuée avec l'opinion publique et, je l'espère, avec les pouvoirs publics, la médecine retrouvera ses lettres de noblesse.

Médecine et sciences humaines

On pourrait penser que rien de ce qui concerne l'homme ne devrait être étranger à la médecine, et

1. 52, rue Gallieni, 92240 Malakoff, France.

en particulier à la psychiatrie. Les « sciences humaines » devraient donc être au cœur de l'enseignement. Hélas, il n'en est rien. Certes, on notera une prise de conscience récente et un effort timide en ce sens, mais sans véritable volonté ni moyens. La molécule, rien que la molécule : tel semble être le mot d'ordre, comme si on avait oublié que l'homme est le résultat d'une accumulation de niveaux d'organisation et de saut d'échelle de complexité qui ne permettent pas à la molécule ou au gène d'expliquer ni de comprendre à eux seuls les comportements. Les sciences humaines permettent d'approcher le fonctionnement du psychisme individuel, le sens de la parole, les modalités de fonctionnement en société, les codes de communication, l'influence de la culture... Comment peut-on se passer de la connaissance de ces grilles de lecture quand on prétend, en tant que psychiatre, soigner l'homme malade dans sa totalité ?

Dans certains pays, la littérature et la philosophie sont reconnues comme porteuses d'une valeur pédagogique en médecine. La littérature sous toutes ses formes met volontiers en scène des aspects de l'existence qui éclairent sur les émotions, les sentiments, les difficultés à vivre. La psychologie de la souffrance psychique et des maladies est souvent admirablement décrite. La littérature a une valeur pédagogique pour la formation du médecin. Elle parle des sensations, des sentiments et des réactions à la maladie et à la souffrance. À l'occasion de ces lectures, des débats pourraient être organisés avec des étudiants et des médecins dans un autre cadre que l'hôpital. En Angleterre, une telle pratique est courante où des listes de livres exemplaires sont fournies aux étudiants [1]. C'est souvent grâce à de bons livres que la dimension humaine de la souffrance, de la maladie et de la mort se livre avec le plus de force aux futurs médecins. C'est en fait la culture générale qui est en cause. On disait autrefois « les humanités ». Peut-on être un médecin ouvert aux autres, concerné par le genre humain, riche d'une expérience diversifiée sans posséder une solide « culture générale » ? Avant de se faire soigner, on devrait commencer par examiner la bibliothèque de son médecin. On saurait ainsi qui il est vraiment. On a déjà évoqué les tentatives récentes, mais de très inégale valeur, pour introduire des « sciences humaines » au début du cursus médical. Le plus souvent, le programme concerne les sciences sociales et l'éthique – ce qui n'est déjà pas si mal –, mais n'amène pas l'étudiant à réfléchir sur les différentes dimensions psychologiques, affectives, morales ou spirituelles qui caractérisent un être humain.

En fait, la définition des qualités humanistes requises pour le futur médecin varie grandement selon la culture d'une société. Deux exemples suffi-

---

1. Kenneth C. Calman, « Litterature in the education of the doctor », *The Lancet*, vol. 350, 29 novembre 1997, p. 1622-1624.

ront pour s'en convaincre. L'Université de Sydney a créé en 1993 un cours intitulé *Doctor! look behind you* (« Docteur ! regarde donc derrière toi ») et qui propose aux étudiants un vaste programme de conférences, de débats, etc. sur des thèmes d'histoire de la médecine, d'anthropologie, de philosophie. Ce programme est précédé d'une évaluation des connaissances générales et suivi d'une mise à niveau. En revanche, en 1981, l'American Board of Internal Medicine a déterminé, en réponse aux besoins de « qualités humaines » en médecine, que les internes étaient tenus de démontrer pendant leur cursus – avec évaluation finale – qu'il fallait un « haut niveau d'intégrité, de respect de l'autre et de compassion [1] ». Vaste programme ! En France, toutes ces interrogations sont inexistantes, et les valeurs humaines et morales requises chez un psychiatre ne semblent pas faire l'objet d'une quelconque réflexion au cours de la formation. On aurait plutôt tendance à brocarder ces termes en les jugeant désuets et sans intérêt.

Si ce domaine est ignoré et délaissé par les formateurs, c'est sans doute aux usagers de s'en soucier à l'avenir. Ce sont eux qui sont intéressés au premier chef par les qualités humaines de celui qui les soigne et qui est de surcroît rémunéré par eux.

Cette réflexion sur les valeurs de base du médecin – ici, il s'agit du psychiatre – a été admirablement développée en Angleterre par Jeremy

1. J. C. McManus, « Humanity and the medical humanities », *The Lancet*, vol. 346, 28 octobre 1995, p. 1143-1145.

Holmes, auteur d'un article impensable en France : « La poésie peut-elle vous aider à devenir de meilleurs psychiatres [1] ? ». Il soutient que l'auto-examen des sentiments et des valeurs du psychiatre est indispensable pour soigner correctement et n'être pas seulement un automate. Pour lui, le tact, la sensibilité et la créativité doivent être en permanence présents dans la relation avec le patient. Le médecin doit évaluer et contrôler son pessimisme, son anxiété, sa vision négative ou cynique des situations auxquelles il est confronté. Holmes constate enfin, avec tristesse, le développement galopant de la bureaucratisation en médecine. Cette bureaucratie, dont on peut admettre la nécessité, ne repose sur aucun système de valeurs. Elle s'auto-entretient et s'autojustifie. Ses procédures consistent à produire toujours plus de procédures. Holmes propose alors, pour faire contrepoids à la bureaucratie, une « médecine fondée sur des valeurs » au même titre que l'on défend aujourd'hui une « médecine fondée sur des preuves ».

Comment être psychiatre soignant sans être imprégné d'une culture humaniste ? Pour vouloir soigner un homme – sauf à le caricaturer en ne le considérant que sous l'angle mécaniciste de son cerveau en tant qu'organe –, il faut s'intéresser à tous les hommes. Après avoir ingurgité pendant sept ans, au cours de ses études de médecine, de la

1. *Psychiatric Bulletin*, 20, 1996, p. 722-725.

biologie moléculaire, du récepteur du canal ionique et de la génétique, le futur psychiatre ne devrait-il pas, pendant ses quatre années de formation spécialisée, découvrir un peu ce qui fonde la souffrance psychique dans ses aspects historiques et symboliques ? Lui qui enferme parfois des malades, ne devrait-il pas s'intéresser aux avatars de la liberté et aux conséquences de la réclusion ? Ce n'est pas Socrate contre le récepteur de la sérotonine, c'est un autre regard sur la souffrance. La souffrance qui s'exprime par la parole, les affects, les émotions, les sentiments d'humiliation, d'injustice, d'atteinte à l'identité. Cette souffrance-là a autant le droit d'être connue du psychiatre que celle qui s'explique en termes d'endorphines et de *gate control*. Celui qui a été torturé physiquement dans des geôles, ou moralement par la société, peut voir disparaître sa douleur sous l'effet d'une molécule, mais sa souffrance psychique – indélébile – persistera. À moins qu'il ne reçoive une aide, une écoute, une compassion et les moyens de comprendre par le miracle de la parole.

Enfin, il est un dernier point qu'un futur soignant doit acquérir, c'est la maîtrise de ses émotions. Il ne s'agit pas de l'identification de ses mouvements internes ou de ce qui constitue son être affectif. Il s'agit tout simplement des réactions émotionnelles propres à chacun devant la douleur, le drame, le sang, la mort. Cela ne fait l'objet d'aucune réflexion systématisée dans l'enseignement et laisse singulièrement seuls et parfois vaguement honteux les futurs soignants face aux duretés de leur métier. Il est légitime d'éprouver comme tout le monde des émotions en pareilles circonstances. Il ne serait pas vivable de les éprouver avec la même intensité tout au long de sa carrière. Ce n'est pas que les soignants deviennent insensibles, c'est qu'ils doivent être capables d'affronter les drames en conservant toute la possession de leurs moyens pour pouvoir être pleinement efficaces techniquement. Les plus jeunes utilisent l'humour – parfois macabre – ou le cynisme pour ne pas extérioriser leurs émotions. Les plus chevronnés pratiquent la neutralité, du moins en apparence. Les émotions sont intériorisées, mais elles s'accumulent et demandent parfois à être évacuées. De nombreux soignants connaissent des syndromes d'épuisement psychique par incapacité à capitaliser trop longtemps dans la solitude la mort des soignés en dépit des efforts déployés. Les scènes vécues ne peuvent être évacuées en se confiant aux proches. C'est pourquoi, dans ces situations que l'on appelle en langue anglaise les *burn-out syndroms*, il est nécessaire de constituer des groupes de parole où les soignants se retrouvent entre eux pour mettre en mots leurs angoisses, leurs émotions et leur culpabilité. Les familles des soignés ne savent pas toujours combien il est parfois difficile d'être un soignant.

Pourquoi choisit-on d'être médecin ?

C'est une question que l'on pose souvent, et peut-être un peu plus aux psychiatres qu'aux autres. Mais choisit-on vraiment ? Les raisons de devenir médecin et de désirer soigner sont sans doute à la fois mélangées et très individuelles. Devient-on soignant par injonction (le désir des parents), par imitation d'un modèle familial, par vocation, par névrose, par recherche de l'argent, d'une position sociale, de pouvoir ? On peut imaginer bien des déterminants à cet étrange métier qui repose quand même largement sur le désir de soigner son prochain. On imagine mal qu'un vétérinaire puisse ne pas aimer, au moins un peu, les animaux et être indifférent à leur sort. Il en va de même pour le médecin. S'il ne manifeste pas cet amour et cet intérêt, il vaut mieux qu'il infléchisse son orientation et choisisse des disciplines qui se passent de la clinique et du contact humain. La vocation, souvent univoque, n'est qu'un mot qui ne renseigne pas sur les racines conscientes et inconscientes du désir de soigner. Étymologiquement, c'est un appel, mais d'où vient-il ? Il vaut mieux, plus modestement, considérer que c'est une inclination à s'occuper de la santé d'autrui.

Les motivations à être soignant sont sans doute largement alimentées par les représentations sociales qui véhiculent des images souvent assez stéréotypées. Ces représentations ont d'ailleurs passablement changé au fil du temps, comme le statut social du médecin. Le pouvoir de « sauver la vie », c'est-à-dire d'éloigner la mort, demeure cependant irréductible. On le retrouve intact dans les feuilletons télévisés actuels, comme il existait déjà dans les romans de Cronin ou de Slaughter. Le médecin et les soignants qui l'assistent possèdent le pouvoir d'éloigner la mort. Le chirurgien est emblématique à cet égard. Que de films comportent l'image d'une famille angoissée attendant devant la salle d'opération la sortie du chirurgien ! Il sort, d'un pas lent, toujours masqué. Il s'arrête, ôte ses gants, baisse son masque et dit d'un ton las : « Il est sauvé ! » Cette imagerie alimente bien des fantasmes. La vocation médicale n'immunise pas contre la mort, et la capacité à intervenir de manière décisive pour éloigner celle-ci ne fait pas partie du quotidien. Cependant, il doit bien exister l'idée que la connaissance de la maladie, de la manière de la détecter et de la traiter donne un pouvoir qui peut contribuer à éloigner la mort. On peut en rapprocher le déni fréquent de la maladie par le médecin lorsqu'il est lui-même malade et la grande difficulté à soigner avec la rigueur habituelle un confrère, c'est-à-dire un autre soi-même.

Si la mort – pourtant, ou parce qu'elle est inscrite irrémédiablement dans notre existence – est la grande question de toute vie humaine, il en est une autre qui est la folie. Le psychiatre est celui qui est capable de distinguer le fonctionnement psychique normal de la pathologie mentale. Cette connaissance de la folie n'immunise pas contre elle. Au contraire, ne pouvant être sujet et objet simultanément, le psychiatre est souvent mal placé pour évaluer impartialement ses propres comportements. Il n'en est pour preuve que la difficulté éprouvée par de nombreux psychiatres à s'auto-évaluer au plan psychique, sauf à faire un travail spécifique dans ce but. En revanche, on notera la facilité avec laquelle certains se plaisent à caractériser leurs « chers collègues ». On peut penser que cette capacité supposée à « percer les mystères de la folie » n'est pas totalement étrangère à certaines vocations dans cette spécialité.

Payer le soin : argent et médecine

Devenir soignant implique aussi de réfléchir à la relation qui existe entre l'acte de soigner et sa rémunération. Les rapports du médecin avec l'argent se sont modifiés au cours du temps et sont étroitement liés aux transformations de son statut dans la société. S'il faut être deux dans la relation soignant-soigné, il faut aussi être deux dans la relation avec l'argent : celui qui paie et celui qui est payé. L'argent donné représente plus que la contrepartie d'un travail, car il est lié à la valeur du pouvoir que l'on attribue au soignant et au prix que l'on attache à sa propre santé. Du moins, il en fut ainsi jusqu'à l'apparition des médecins salariés de la fonction publique et des conventions entre les praticiens dits libéraux et les organismes payeurs du système de santé qui fixent le tarif des actes médicaux.

Depuis la première fois où un homme a désiré s'occuper de maintenir la santé d'un autre homme, la question de la contrepartie s'est posée. L'art de guérir était transmis par les dieux, et c'est pourquoi les offrandes s'adressaient au sacré ou au magique. Le paiement en nature demeure encore de nos jours une tradition pour les guérisseurs, les rebouteux et les sorciers en milieu rural. Mais le médecin de village se voit aussi offrir de temps en temps un poulet, des œufs ou une truite. Le cadeau, plus que l'argent, semblait devoir compenser la dette contractée auprès de celui qui soigne. Aujourd'hui encore, des patients appartenant à certaines cultures arrivent en offrant un cadeau avant tout examen comme pour garantir le résultat à l'avance, par superstition.

On l'a vu plus haut, il n'y a pas très longtemps que la médecine est une profession et qu'elle a le monopole des soins. Auparavant, hormis quelques médecins célèbres dans les grandes villes, elle ne nourrissait pas tellement son homme. Le médecin n'avait pas beaucoup de clients et gagnait peu d'argent, car on ne consultait que lorsque la situation était vraiment alarmante, pour ne pas dire désespérée. Vers la fin du XIXe siècle, les choses ont changé. L'exercice des consultants des grandes villes se partageait entre, le matin, les soins aux indigents dans les hospices et, l'après-midi, la clientèle bourgeoise. On respectait le serment d'Hippocrate en soignant gratuitement les malheureux et en demandant des honoraires appropriés au niveau de fortune des nantis. Progressivement se sont développés les statuts de médecins salariés de la fonction publique dans les hôpitaux avec la grande réforme de la loi Debré portant création des CHU. Parallèlement, le mode d'exercice des praticiens libéraux s'est transformé. La possibilité des honoraires libres ou du « droit permanent au dépassement d'honoraires » en fonction des revenus supposés du soigné s'est amenuisée pour disparaître quasi complètement. Le tarif des actes médicaux – en particulier celui de la consultation – s'est trouvé déterminé par les conventions signées entre les syndicats de médecins et les organismes payeurs qui remboursent les dépenses de santé aux assurés sociaux.

Cet encadrement imposé du tarif de la consultation a contribué à détériorer l'examen clinique et pousse le médecin, qui n'est plus maître de ses honoraires, à multiplier les actes de courte durée pour réaliser un chiffre d'affaires décent. En revanche, la santé étant devenue un bien de consommation presque gratuit accessible à tous selon la libre décision de chacun, on assiste à une inflation de la demande. Dans un tel contexte, l'argent, contrepartie du soin, mais remboursé en totalité ou en partie, n'a plus aucun sens, et l'acte qu'il est censé rémunérer non plus. En fait, l'argent devrait acheter de la compétence et du temps. La standardisation des tarifs, l'uniformisation des prestations dénaturent ce qui faisait l'individualisation des soins. On ne peut que s'en féliciter, puisque les avantages démocratiques l'emportent sur les inconvénients. Mais on comprend mieux aussi pourquoi l'acte médical a changé de nature, se résumant trop souvent à une prestation technique interchangeable. Le psychanalyste comme l'avocat d'affaires pratiquent, eux, la libre entente du tarif selon le temps passé. Mais ce n'est pas remboursé par la Sécurité sociale. En Suisse, cependant, les honoraires versés et remboursés dépendent du temps passé validé par la double signature du médecin et du patient. Ces exemples visent simplement à montrer comment la rémunération du soin et ses modalités peuvent jouer un rôle important sur la qualité relationnelle du soignant et du soigné.

ÊTRE SOIGNANT

Un soignant, c'est un homme qui possède un savoir technique. On n'est pas soigné uniquement par un savoir technique, mais aussi, et d'abord, par un être humain, le soignant, qui établit une relation d'échange avec le soigné. Ce qu'est cet homme, ce que sont ses caractéristiques personnelles, ses représentations de la maladie, du soigné, des soins, des autres hommes, représentent la valeur ajoutée à la compétence technique. C'est vrai pour les soins en général, c'est primordial en psychiatrie. Confronté à l'intimité psychique de chacun, à la diversité des biographies individuelles, à des goûts, des valeurs, des opinions qu'il ne partage pas forcément, le soignant en psychiatrie doit, par nécessité, être ouvert aux autres, tolérant, et posséder une certaine dose d'oblativité. On imagine mal être soigné par un psychiatre égoïste, raciste ou misogyne...

Chaque homme est fait de son histoire personnelle qui façonne les représentations qu'il a de lui-même, des autres et du monde. Les vicissitudes d'une existence peuvent être source d'enrichissement et d'expérience ou d'aveuglement et de rigidité de pensée. Le soignant est un homme, avec sa vie affective, ses choix sexuels, ses habitudes de consommation d'alcool, de tabac, voire de médicaments psychotropes. Il a ses opinions politiques, sa religion ou son athéisme, ses caractéristiques de rapports aux autres. Or le soigné vient justement lui exposer ce qu'il en est pour lui dans ces différents domaines. Comment le soignant peut-il ne pas évaluer ce qu'il entend à l'aune de ses propres choix ou de ses convictions ? Comment un psychiatre, marqué par la culpabilité du suicide d'un de ses proches, pourra-t-il réfléchir de manière indépendante aux multiples déterminants d'une tentative de suicide et ne pas tout attribuer à la fatalité de la maladie ? Il n'y a qu'une seule réponse : quand on prétend vouloir connaître les autres pour les aider et pour les soigner, il faut d'abord bien se connaître soi-même. Le vieux principe socratique est plus que jamais primordial. Vous ne pourrez avoir une représentation équitable des autres et de ce qu'ils vous expriment que si vous n'êtes pas dupe des ressorts qui animent vos propres pensées.

Se connaître personnellement est le premier devoir et le premier savoir du psychiatre. Comment conduire un entretien à visée diagnostique ou thérapeutique si l'on n'a pas travaillé sur sa propre personnalité, son inconscient, ses fantasmes ? Comment maîtriser ses pulsions et ses impulsions, ses acquiescements et sa désapprobation face à ce que l'on entend ? Comment savoir évaluer la situation des autres si l'on n'a pas déjà analysé la sienne propre ?

Les différentes manières d'être soignant en psychiatrie

Plus la relation soignante concerne l'intimité psychique du soigné, plus le thérapeute doit posséder une connaissance approfondie de son propre psychisme et une maîtrise achevée de ses réactions comme de ses comportements face à celui ou à celle qui se confie à lui. Cela ne va pas de soi, et un apprentissage est nécessaire. On peut – et c'est l'idéal – effectuer sur soi-même un travail psychologique « didactique ». Certains considèrent qu'il s'agit là d'une psychothérapie qui ne dirait pas son nom. Ce travail permet en tout cas au thérapeute d'identifier ses propres conflits, leur sens symbolique, les raisons profondes et inconscientes de ses désirs et de ses réactions face aux comportements des autres. Il acquiert ainsi une maîtrise de lui-même, est capable de relativiser les sources de ses gratifications et de ses frustrations, et tolère d'être remis en cause. C'est la façon de supporter, sans dommage pour soi et pour les soignés, la confrontation au psychisme des autres et à la manière dont ils se projettent parfois de manière dérangeante sur le thérapeute. En l'absence de cette formation idéale, une supervision d'entretiens avec des malades sous le contrôle d'un formateur compétent permet au futur soignant d'acquérir une capacité à se mettre en cause qui le confronte à son propre psychisme.

Malheureusement, la première éventualité relève strictement de la décision individuelle, et la seconde n'existe pas officiellement dans la formation en France. C'est pourquoi le futur spécialiste du psychisme, dans la majorité des cas, découvrira tout seul, avec plus ou moins de bonheur, au fil du temps et de ses consultations, ce que représente la réalité des échanges psychiques entre un soignant et un soigné. Certains d'entre eux, incapables de se mettre en cause et pour protéger leur propre vulnérabilité psychique lors de la confrontation avec l'autre, se réfugieront, plus ou moins consciemment, dans des attitudes, des modes de pensée et des comportements propres à les rassurer sur eux-mêmes et à les conforter dans l'idée que leur manière de voir est la seule qui soit envisageable.

On voit ainsi des mises à distance du patient, des attitudes de condescendance ou de supériorité, des refus de répondre aux questions, une pseudo-bonhomie lénifiante ou une pédagogie infantilisante. Bref, toutes les manières possibles d'éviter la confrontation de son propre psychisme à celui de l'autre.

Pourtant, cette capacité du soignant à se mettre en cause par la connaissance de soi-même grâce à un travail actif, volontariste et prolongé dans le temps donne au soigné certaines garanties. En particulier, celle qu'il sera respecté dans son identité de personne, dans sa dignité et dans sa pudeur. Être capable de se mettre « à la place de l'autre » fournit au soignant la possibilité d'éviter toute déshumanisation des soins. Il suffit d'ailleurs souvent à un soignant d'être soigné à son tour pour devenir plus critique et modifier certains de ses comportements. La familiarité excessive avec les patients, la condescendance lointaine ou l'atteinte à leur pudeur sont des évidences à combattre lorsqu'on les a connues soi-même.

Expérience et savoir-faire

Notre médecine repose aujourd'hui sur la preuve, la démonstration. L'argument d'autorité de certains médecins – « C'est vrai parce que je vous le dis » – n'est plus de mise. On se réfère désormais à ce qui est scientifiquement établi. C'est un réel progrès. Mais il ne faudrait pas oublier que les données expérimentales ne valent que dans les conditions de l'expérimentation, qui sont codifiées, donc artificielles.

Mais ne jetons pas aux orties l'expérience personnelle du médecin. L'observation dont la pertinence est validée par le temps et par les générations mérite un intérêt. Ses découvertes permettent justement une légitimisation grâce aux méthodologies de l'*evidence based medicine*. Le « C'est bien parce que j'ai toujours pratiqué ainsi » n'a de valeur que si c'est reproductible par d'autres quand on se situe dans un domaine technique.

Mais il faut différencier l'intérêt de cette médecine fondée sur la preuve dont les résultats sont transmissibles à tous et les qualités strictement personnelles d'un soignant reposant sur l'expérience acquise au cours de sa vie, sur son savoir-faire et sur sa dimension humaine.

Se contenter d'appliquer mécaniquement et de manière standardisée une recette technique, ce n'est pas faire preuve de savoir-faire. Car le savoir-faire est le produit du savoir *et* de l'homme. En début de carrière, face au malade, le soignant peut avoir peur. Peur de ne pas savoir, de ne pas pouvoir répondre aux questions, peur d'être deviné, de se trahir, de ne pas maîtriser les sentiments qu'il éprouve. Toutes ces peurs sont nocives. En poussant le soignant à l'évitement et à la mise à distance, elles affectent sa relation avec le soigné. L'expérience et la connaissance de soi lui permettront de les évacuer.

Qu'est-ce que l'expérience ? Certainement pas une collection de « recettes pour soigner », une suite d'habitudes empiriques et de routine qui faciliteraient la tâche du soignant, mais le souvenir de situations passées ayant été soumises au raisonnement autocritique, à l'analyse impitoyable des résultats afin de faire bénéficier le soigné d'une amélioration des comportements du soignant. L'expérience permet à ce dernier de ne pas retomber dans les mêmes erreurs et d'augmenter l'efficacité des soins qu'il prodigue au soigné. Elle intègre une quantité de données subjectives et relationnelles que la seule objectivité des faits démontrés ne permet pas d'atteindre. Elle n'a strictement rien à voir avec l'autosatisfaction ronronnante que procure à certains la répétition mécanique de schémas décisionnels ou thérapeutiques identiques pour tous les soignés. Bien au contraire : l'expérience est une vigilance de tous les instants qui pousse le soignant à prévoir l'imprévisible ou l'improbable devant chaque nouveau patient. Nous sommes loin de la routine...

Chapitre 3

ON SOIGNE TOUJOURS DEVANT TÉMOINS

Lorsque vous consultez un soignant, vous lui offrez, pour qu'il les traite, des symptômes que vous éprouvez à votre manière. Un échange naît, une confrontation entre votre « savoir » et celui, technique, médical, du soignant, lequel a aussi – parce qu'il n'est pas qu'une banque de données, mais un être humain, avec sa propre expérience – une interprétation personnelle de la situation. S'instaure alors, selon des modalités particulières dont je parlerai au chapitre suivant, la relation thérapeutique. C'est une relation duelle. Elle n'en subit pas moins toute une série d'influences, d'interférences qui rendent le soin beaucoup plus complexe qu'il n'y paraît. Car on soigne, on est soigné sous le regard des autres. Toujours.

LES TÉMOINS DU SOIGNÉ

Face au soignant, en effet, vous n'êtes pas seul. Vous vivez avec quelqu'un. Vous avez une famille. Vous avez des amis. Vous avez des collègues. Et vous êtes liés les uns aux autres par un réseau d'échanges. Volontairement ou non, vous leur avez donné à voir vos symptômes. Vous les avez pris à témoin des soins dont vous êtes l'objet. Or, comme ils possèdent, eux aussi, leur propre représentation de la maladie et qu'ils ont leur propre opinion sur ce qui vous arrive, ils vont intervenir dans la relation, approuvant ou désapprouvant vos plaintes, telle ou telle décision, voire le traitement que vous suivez. Ce que vous pensez, ce que vous éprouvez s'en trouvera modifié.

La personne dont l'opinion va le plus compter pour vous est, bien entendu, celle ou celui qui partage votre vie. Son influence est certaine. Si elle (ou il) a l'habitude de prendre au quotidien les décisions importantes, il se peut même qu'elle (ou il) veuille être – à votre place – le véritable interlocuteur du soignant. Cette prise en main de la relation soignante par l'entourage est particulièrement marquée lorsque le soigné est un enfant ou un adolescent. Quelques amis très proches peuvent aussi adopter ce comportement. Tout dépend de la force de ce lien affectif.

Plus celui-ci est faible, plus forte est l'influence de la représentation sociale ou de l'opinion générale. J'entends par là vos relations, vos connaissances, voire la société tout entière. Si le soignant ne doit pas ignorer le rôle joué par votre entourage proche, il faut aussi qu'il compte sur ce regard-là. L'opinion des autres peut vous blesser, vous isoler, ou vous marquer très profondément. Cancer, sida, infarctus ou schizophrénie sont des mots qui provoquent spontanément chez la plupart des gens une réaction qui ne doit rien à l'affection qu'ils vous portent, mais tout aux représentations de la maladie sécrétées par la société. On ne mesure pas toujours les conséquences de ces représentations, qui peuvent aller très loin. En voici un exemple où le cynisme le dispute à la cupidité. Aux États-Unis, certaines sociétés rachètent aux malades du sida leur contrat d'assurance vie. Elles les revendent à des investisseurs qui, à la mort du malade, percevront le montant de l'assurance diminué de la somme qu'ils auront payée pour l'acheter. Très déçus par les progrès constitués par les trithérapies, qui allongent significativement la durée de vie des malades, certains d'entre eux ont attaqué en justice la société Accelerated Benefits, située à Orlando, au motif qu'on les avait trompés sur la rentabilité des placements !

LES TÉMOINS DU SOIGNANT

N'imaginez pas que le soignant exerce son métier en toute liberté. Lui aussi est sous influence. Vous faites pression sur lui, parfois avec insistance, quand vous demandez des soins. Et puis, il y a vos proches, qu'il rencontre, qu'il informe, et vis-à-vis desquels il doit s'expliquer. Mais ce n'est pas tout. Car le soignant a ses propres témoins qui le jaugent, le jugent et pèsent sur les décisions qu'il prend.

Ce sont d'abord ses maîtres, qui contribuent à façonner des représentations dont il ne s'affranchira jamais totalement. S'il exerce à l'hôpital ou dans une institution, c'est-à-dire en équipe, il doit aussi compter avec sa hiérarchie, qui lui impose un chemin et induit des « habitudes de prescription ». Avec ses collaborateurs, également, dont la bienveillance n'est pas toujours acquise, et qui l'obligent parfois à une surenchère pour marquer son territoire et sa place dans le groupe. Enfin, avec les autres soignants, non-médecins, qui ne disent peut-être rien, mais n'en pensent pas moins : il faut bien, implicitement, leur rendre à eux aussi des comptes sur les décisions prises. S'il exerce en libéral, c'est-à-dire seul, il aura quand même du mal à faire abstraction de ses « chers confrères ». Les soignants n'aiment guère parler de la manière dont ils pratiquent leur métier. Mais lorsque cela arrive, lorsqu'ils se soumettent au regard d'un témoin, ils peuvent être conduits à changer certaines de leurs habitudes.

UNE RELATION SANS TÉMOINS : LA PSYCHOTHÉRAPIE

J'ai dit plus haut que l'on soignait toujours devant témoins. J'aurais peut-être dû ajouter : « presque ». Il existe en effet une relation soignante qui échappe à la règle, c'est la psychothérapie, en particulier la psychothérapie analytique. Cette relation, duelle par sa finalité et ses impératifs techniques, implique une absence totale de témoin. L'entourage du soigné ne franchit jamais la porte du cabinet. Que le soigné révèle à quiconque un seul élément de cette parole privée, et c'est une faute gravissime, il risque alors de perdre son identité intérieure.

Confrontés au silence, sans prise sur le déroulement de la cure analytique, les proches du soigné peuvent se sentir exclus, et, de cette frustration, naissent souvent commentaires, critiques, railleries, voire hostilité. Cet impératif de la psychothérapie est parfois difficile à comprendre même aux autres soignants. Pour le soigné, cependant, c'est la condition indispensable à la découverte d'un espace de totale liberté avec soi-même sans qu'il lui soit jamais besoin de rendre des comptes à un tiers.

QUELLE EST L'INFLUENCE RÉELLE DES TÉMOINS DES SOINS ?

On l'a vu, différentes représentations, différents désirs produisent des interférences au cours de la relation soignante. Leur rôle est souvent positif. Mais il arrive que le résultat des soins en pâtisse.

Quand le soigné et le soignant ne sont pas d'accord

Désir et refus, frustration et gratification déplacent parfois la relation thérapeutique sur un autre terrain. Il arrive en effet que le soigné et le soignant soient en désaccord. L'un voudrait, par exemple, se voir prescrire un médicament que l'autre ne juge pas utile. Ou bien c'est un arrêt de travail que le soignant refuse. Il en résulte de véritables affrontements qui se soldent la plupart du temps par un compromis. Même si l'on peut regretter dans ce cas l'absence d'alliance entre le soignant et le soigné, la situation a le mérite d'être claire.

Tout autre est celle où le soigné n'exprime pas son désaccord. Les conséquences d'une telle attitude peuvent être dommageables. Prenons le cas d'un traitement. Celui-ci repose sur ce que l'on appelle l'« observance », c'est-à-dire le respect fidèle par le soigné des consignes de soin. Dans notre exemple, le soignant prescrit six comprimés par jour d'un médicament. Il ne doute pas, bien sûr, que le soigné les prendra. Et c'est en fonction de l'effet attendu de cette posologie qu'il va suivre l'évolution des symptômes. Or le soigné n'est pas d'accord avec la prescription. Sans en parler à son médecin, il décide que la dose est « trop forte » pour lui et qu'il ne prendra pas six, mais trois comprimés. Ce faisant, il place le soignant dans une situation impossible, puisque, devant les résultats du traitement, celui-ci ne pourra absolument pas raisonner correctement, pénalisant du même coup le soigné.

Les proches sont-ils responsables de l'état de santé du soigné ?

L'antagonisme du soigné est assez facile à identifier. Découvrir celui des proches (famille, amis, etc.) est beaucoup plus délicat. Dans la plupart des cas, leur intervention n'est pas volontairement néfaste. Le problème vient plutôt de ce que chacun, pensant détenir la vérité, prodigue au soigné des avis ou des conseils qui, de fait, le mettent en porte-à-faux par rapport au soignant ou au traitement prescrit. Il est dans ces conditions très important d'obtenir, avec l'accord du soigné, une alliance entre tous les intervenants fondée sur le partage de l'information et sur une communication harmonieuse. La qualité des soins est à ce prix.

Il arrive cependant que les proches baissent les bras. Un psychiatre, Claude Barrois, a décrit sous le nom de « traumatisme second » un phénomène assez rare qui touche certaines victimes de catastrophes ou d'accidents très graves. De quoi s'agit-il ? Ces personnes subissent deux traumatismes psychiques. Le premier, au moment du drame. Et le second lorsque, plus tard, elles se trouvent en butte à l'indifférence, voire à l'agressivité de ceux qui avaient pourtant fait preuve de sollicitude à leur égard et les avaient aidées. Certaines personnes atteintes d'une pathologie à évolution lente – par exemple un cancer – vivent une situation similaire. Ceux qui, parmi leurs proches, leurs amis, leurs collègues, s'étaient portés à leur rencontre, leur avaient manifesté de la solidarité, du soutien, de l'affection, finissent par se lasser, s'agacer, et s'éloignent. Or ce rejet, cette indifférence, cet abandon contribuent à aggraver l'état psychologique, voire physique, du soigné. C'est pourquoi le soignant doit toujours évaluer l'état du soigné en fonction du contexte dans lequel vit celui-ci. Là réside quelquefois l'explication de ses troubles.

On peut être tenté d'attribuer un rôle délibérément pathogène à l'entourage du soigné. C'est du moins ce que certains soignants affirment. On constate en effet que les rechutes se produisent souvent après des retrouvailles, des week-ends ou des vacances passées ensemble. Mais je ne pense pas qu'il faille en conclure que les proches ont, dans ces cas-là, l'intention de contribuer à l'aggravation de l'état de santé du soigné. Les familles ont trop souvent été culpabilisées à tort. Imaginez que votre enfant soit atteint de schizophrénie. Ce trouble psychique sévère va altérer sa personnalité et son comportement. Toute relation humaine étant la rencontre de deux psychismes, on comprend que la qualité de la relation que vous avez avec votre enfant puisse en souffrir. Et, c'est vrai, cela risque de peser sur son état de santé. Voilà pourquoi certains soignants prônent l'information partagée ou conseillent, dans certains cas, une thérapie familiale. Or nous sommes tous un peu responsables de la santé de l'autre. Et les soignants le sont aussi quand ils ne font pas l'effort d'analyser précisément le sens des échanges entre le soigné et ses proches.

LES PROCHES ONT BESOIN DE SOUTIEN

Comprenons bien que le malheur des uns, en matière de santé, fait toujours le malheur des autres. La souffrance du soigné est aussi celle des proches. Et l'ignorance des réalités ou leur découverte trop brutale, sans nuances, en augmente l'intensité. Cela, les soignants doivent le comprendre. La souffrance des proches doit être écoutée, allégée au même titre que la souffrance du soigné.

L'annonce d'un trouble psychique grave est une épreuve. D'abord incrédule, on entre ensuite dans une période d'abattement. Puis vient le temps de l'espoir, auquel succède, parfois, celui du renoncement ou de l'hostilité. L'être que l'on aime s'est transformé. Il est devenu quelqu'un d'autre. Il est méchant, violent, indifférent, parfois pervers. Il faut pourtant accepter la régression et la puérilité. Il faut continuer d'aimer sans être aimé, d'aimer en étant repoussé, dans l'attente d'un jour meilleur où le partage sera de nouveau possible. Il faut accepter la honte de certains comportements publics. Il faut oublier les actes passés, les mots prononcés. Il faut tenter de ne plus trembler, de vivre dans l'instant, sans penser à l'avenir menacé. Il faut se répéter, et lui répéter, que demain ce sera mieux et que l'on sera bien, ensemble, tous les deux. Il faut aller travailler en cachant sa peine, sans pouvoir parler. Et ne pas imaginer ce qui s'est passé, ce qui s'est peut-être passé, quand, à l'autre bout du fil, la ligne sonne dans le vide.

Les proches sont des héros, des héros anonymes, des héros solitaires, lorsqu'ils accompagnent activement le soigné tout au long de son éprouvant parcours. Sans les transformer en soignants disponibles sept jours sur sept, vingt-quatre heures sur vingt-quatre, le médecin doit pouvoir leur dire : « Familles, je vous aime. » Pour eux, la vie a changé, elle n'est plus comme « avant ». Ils ont d'autant plus besoin d'être informés, soutenus, valorisés, déculpabilisés. Les associations de malades ou de familles de patients y contribuent, mais elles ne peuvent se substituer au soignant qui occupe une place spécifique, à partir de laquelle il doit montrer qu'il est réellement solidaire de l'entourage du soigné. Car c'est à lui de créer une alliance entre tous ceux qui, directement ou indirectement, sont en souffrance et veulent se battre pour que survienne la guérison.

Chapitre 4

QU'EST-CE QU'UNE RELATION THÉRAPEUTIQUE ?

TRANSFERT, REPRÉSENTATION, INFLUENCE

Il suffit que deux êtres humains se rencontrent, qu'ils créent du lien réciproque en échangeant de la parole et du sens pour qu'une relation s'instaure. La nature de celle-ci dépend de la situation et du contexte où se trouvent les deux personnes, mais aussi du contenu explicite et symbolique de leur communication. Tout cela peut être décrit de l'extérieur par un observateur. Mais il s'ajoute à ce décor une dimension supplémentaire et essentielle qui est la rencontre de deux psychismes dont chacun possède sa singularité. Leur description ne peut être faite que de l'intérieur par celui qui est concerné et qui en est le sujet. Il faut pour cela un contexte particulier que l'on nomme « psychothérapie ».

Notre psychisme s'est structuré et développé selon un cheminement et des étapes que partagent tous les hommes. Mais son contenu est le fruit de l'histoire personnelle, au quotidien, de chacun. À chaque rencontre, une nouvelle histoire s'écrit. C'est là que réside le plus étonnant mystère de l'aventure humaine. Tout est subjectivité et qualité. C'est à la fois toujours pareil et toujours recommencé. C'est pourquoi dans un livre on ne peut décrire que des mécanismes généraux de fonctionnement ou les comportements, assez stéréotypés, qui en sont issus et les résultats de ces comportements. On peut décrire un comportement d'inhibition qui conduit à des échecs. Il s'agit d'un mécanisme et d'un résultat. C'est le « comment ». Mais vous ne trouverez jamais dans un livre la vérité strictement individuelle contenue dans votre propre psychisme. Vous seul détenez votre vérité, personne n'a le pouvoir de vous la révéler. Le psychothérapeute, comme un accoucheur, vous aide simplement à faire naître cette vérité qui est en vous et qui vous donnera la clef du « pourquoi ». Encore faut-il que vous le vouliez. Vous avez en effet la liberté de faire surgir cette vérité ou de contribuer à la garder cachée. Savoir qui on est vraiment peut faire peur. Certains évitent soigneusement d'être confrontés à leur propre image, car on est parfois le pire ennemi de soi-même.

Mon but n'est pas ici de décrire la totalité des mécanismes psychologiques en cause dans ce que l'on appelle la « relation humaine », tant les aspects en sont nombreux. Je n'en retiendrai que trois, qui jouent dans la relation thérapeutique un rôle très important : le transfert, la représentation et l'influence.

Même s'il lui ressemble beaucoup, le transfert dont je vais parler n'est pas celui des psychanalystes. En particulier, les circonstances de sa survenue sont complètement différentes, puisqu'il ne se produit pas au cours d'une psychothérapie analytique, mais concerne la relation que nous établissons avec une autre personne dans la vie quotidienne aussi bien que celle qui se noue avec un soignant quand nous avons la volonté de guérir.

Le mouvement intérieur qui nous rapproche d'un interlocuteur est appelé « transfert positif ». C'est un regard bienveillant qui provoque le désir de donner et de gratifier. Il se traduit par des comportements et par des actes aussi divers que l'acquiescement, l'adhésion, la confiance, la sympathie, l'amitié, l'amour, ou encore l'identification et le mimétisme. Par exemple, si vous éprouvez le désir de plaire à quelqu'un, vous adopterez – consciemment ou inconsciemment – un comportement de séduction. Au transfert positif, qui conditionne les relations que nous tissons avec autrui, s'oppose point par point, comme en miroir, le transfert négatif. Cette fois, il s'agit d'un mouvement qui nous éloigne de l'interlocuteur. Là encore, les comportements induits sont très divers : retrait, résistance, méfiance, désaccord, contestation, évitement, antipathie, agressivité, haine...

Comme une relation implique deux psychismes, deux personnes, l'autre va nécessairement développer, en retour du transfert dont il est l'objet, son propre transfert. Celui-ci sera positif, mais plus ou moins symétrique, ou négatif. La désillusion et la souffrance psychique proviennent du décalage d'intensité entre deux transferts positifs, ou parce qu'un contre-transfert négatif a répondu à un transfert positif. Il faut bien comprendre que la nature et l'intensité des transferts dépendent des circonstances et des personnes. La sympathie que vous éprouvez pour votre voisin de palier n'a rien à voir avec la relation de confiance que vous établissez avec votre médecin ou le coup de foudre qui a transformé votre existence. Les mécanismes sont semblables, mais l'intensité et, surtout, le contenu symbolique des désirs sont très différents.

Qu'il soit positif ou négatif, le transfert permet de comprendre le « comment » des situations relationnelles que nous rencontrons dans la vie quotidienne. Il ne dit rien sur le « pourquoi ». Pourquoi cette alchimie positive entre moi et cet autre ? La plupart du temps, on se passe de répondre à cette question. Mais si l'on veut identifier l'image valorisée de cet autre qui provoque en nous le désir inconscient de l'accepter et de lui plaire, une psychothérapie est nécessaire. Le transfert avec le soignant remplit alors une fonction thérapeutique. Il rend possibles des reviviscences dont il convient d'élucider le sens symbolique, mais il est également le lieu où se dénouent les conflits ainsi réactivés.

Les conditions totalement artificielles et convenues de la situation psychothérapique provoquent un transfert dont la nature ne doit pas leurrer le thérapeute. Le soigné réalise toujours son transfert sur un autre symbolique et différent de la personne réelle du thérapeute. Si celui-ci est admiré ou critiqué (même s'il est laid comme un pou, on trouve souvent très beau son thérapeute), il sait bien que ce n'est pas à lui en tant qu'individu ayant une identité propre que s'adressent l'amour ou l'agressivité ainsi exprimés. Il commettrait une faute grave, témoin d'une faille technique, s'il s'imaginait que, dans la situation précise de la cure, les compliments qui lui sont adressés correspondent à une reconnaissance de ses qualités personnelles. Le thérapeute doit aider le soigné à découvrir ce qui se cache derrière l'écran de sa personne, et ce n'est pas toujours aisé. L'inconscient, qui ne se livre pas aussi facilement qu'on le croit, brouille parfois les cartes, le thérapeute pouvant incarner symboliquement plusieurs personnes à la fois, voire le soigné lui-même.

Cette incursion dans le domaine de la psychothérapie et dans la manière dont le transfert s'y exprime permet de mieux comprendre ce qui se passe dans la relation humaine. Celui avec qui nous échangeons et sur qui nous projetons un transfert est toujours le fruit de nos représentations. Il est l'idée que nous nous faisons de lui à la fois au plan réel, mais aussi symbolique. Sa fonction peut jouer un rôle très important dans cette représentation : c'est le cas du médecin. Certaines fonctions sont valorisées – à tort ou à raison – dans les représentations sociales, mais aussi dans les représentations individuelles. C'est ce qui se passe lorsqu'un enfant dit : « Plus tard, je serai... » S'il ajoute : « ... comme papa », alors il y a, de surcroît, une identification.

La représentation est un mélange de savoir, de désir et de déni. Ce que l'on croit comporte une part de savoir lié à la connaissance d'une réalité. À cela s'ajoute le désir de ce que l'on veut croire. Et du déni, quand se mêle ce que l'on refuse de croire ou ce que l'on cache. C'est cet ensemble de représentations parfois contradictoires qui conditionne la nature du transfert. Si mon désir me pousse à croire qu'une personne développe à mon égard une intention positive, je vais la trouver sympathique. J'aurai un transfert positif, lié à ma représentation et à mon désir, et il sera perçu comme tel par l'autre qui y répondra vraisemblablement de la même manière.

C'est dans le transfert que se met en place le mécanisme de la suggestion – explicite ou implicite – pour aboutir à un résultat qui est l'influence. L'influence modifie les idées et les actes d'autrui. Elle n'est pas l'expression du pouvoir de l'invisible, ni l'œuvre du mystère. Car on ne suggère avec succès que ce que l'autre désirait déjà – consciemment, mais surtout inconsciemment. La suggestion révèle nos désirs cachés. C'est comme si un ami venait vous demander conseil pour une décision qu'il avait déjà prise, mais pour laquelle il avait besoin d'être conforté. L'hypnose démontre d'ailleurs clairement que l'on ne fera jamais faire à quelqu'un, au cours de la transe hypnotique, ce qui le heurterait profondément en pleine conscience.

L'influence agit sur une personne habitée par le doute ou dont elle contribue à révéler le désir. Le désir du soigné et celui du soignant s'influencent réciproquement. On découvre ainsi que tout changement personnel nécessite l'autre, qu'il soit présent, absent ou symbolique. Toute relation médecin-malade banale, mais thérapeutique parce qu'elle vise l'amélioration de la santé, est une relation d'influence. C'est la base de ce que l'on appelle l'« effet placebo ». Le directivisme, les conseils sont de cette nature. En revanche, un authentique psychothérapeute se doit de contrôler au mieux son influence pour ne pas désirer à la place du soigné, mais lui permettre un espace de liberté où il découvrira son propre désir.

Les conditions habituelles de l'existence nous empêchent d'exprimer et souvent de réaliser nos désirs conscients et inconscients. Dans le secret de la psychothérapie, nos désirs peuvent être découverts et mis en mots. C'est pourquoi les soignés ne doivent pas être déçus lorsqu'ils demandent (comme ils demandaient à leurs parents) : « Dites-moi ce que je dois faire, donnez-moi un conseil... » et que le thérapeute ne leur donne pas son avis à lui, mais les aide à trouver leur propre réponse grâce à l'identification de leur désir. S'il parvient à vivre cette découverte sans culpabilité, le soigné sera profondément en accord avec lui-même. Cette situation est cependant rare et ne concerne que les psychothérapies analytiques. Dans la plupart des autres cas, les soignants s'autorisent à donner un avis. C'est le plus souvent l'expression du bon sens venant d'un observateur dont la neutralité affective garantit une objectivité plus grande que celle de l'intéressé. Mais il s'agit alors d'une aide morale et psychologique, non d'une psychothérapie au sens propre du terme.

Tout est lié à la parole dans les relations humaines. C'est elle qui structure la pensée et le psychisme. Fruit de la culture, elle contient ce qui fonde l'être humain dans sa spécificité : le sens et le symbolique. Elle permet la métaphore, l'abstraction, le qualitatif et le subjectif. Elle peut même être muette, mais le silence est capable d'exprimer des affects ou des sentiments. Bref, elle nourrit les représentations et l'imaginaire. Or la psychiatrie contemporaine considère que l'homme n'est qu'une mécanique neurobiologique. Ce déni du psychisme s'accompagne d'un mépris de la parole individuelle, qui est muselée, ou non écoutée ni entendue. Cette situation est insupportable. Perdre la parole, pour un être humain, c'est s'exposer à de graves perturbations. La première, immédiate, est la souffrance psychique. Une autre est le passage à l'acte, seul moyen qui lui reste pour s'exprimer. Quoi qu'en pensent les tenants de l'idéologie scientiste, parler et être écouté est encore le meilleur moyen pour apaiser la souffrance de quelqu'un qui « veut dire quelque chose ».

LA RELATION MÉDECIN-MALADE

La plus banale des relations humaines peut être incidemment thérapeutique. Il en existe cependant une qui possède en elle-même – naturellement, pourrait-on dire – une vertu thérapeutique : la relation médecin-malade ou, plus généralement, soignant-soigné. Elle est liée à la situation et aux représentations psychiques que suscite le « sujet supposé savoir » – c'est-à-dire le soignant – chez celui qui est animé par le désir d'être soigné et qui se trouve confronté à lui. Cette propriété thérapeutique est naturelle, inéluctable et particulière aux identités de ceux qui tissent un lien dont la finalité est affichée : guérir.

L'écrivain Georges Duhamel, qui était aussi médecin, a longuement décrit ce « colloque singulier ». Certes, aujourd'hui, le travail en équipe dans les hôpitaux, rendu nécessaire par la complexité des techniques, la diversité des compétences et la complémentarité des savoirs, ne semble pas favoriser l'échange duel. Mais le soigné finit toujours par identifier celui qui sera pour lui l'interlocuteur privilégié ou le représentant mythique du pouvoir de guérir. Soignant référent ou « professeur » incarnant la compétence suprême, le soigné a besoin de personnaliser, même symboliquement, la relation qui sauve.

Pour guérir, il faut rêver que l'on peut guérir. Il n'y a pas de médecine sans un peu de magie. Ni de croyance. Et le soigné croit. Il croit que le soignant dispose du pouvoir de guérir, et il croit que le médicament qu'on lui prescrit va le guérir. Cette croyance n'est pas nouvelle, elle existe depuis toujours. Et, malgré les apparences, elle n'a rien perdu de sa force aujourd'hui. Qu'elle gêne les esprits cartésiens, qu'elle irrite les expérimentateurs, qu'elle provoque l'anathème des scientifiques, c'est certain. Mais quelle importance, puisqu'elle est efficace ? Le dogme médical garantit les moyens sans assurer du résultat ; la croyance, elle, apporte le résultat et se moque des moyens. Pourquoi faudrait-il condamner l'efficacité lorsqu'elle est liée à l'empirisme ? Pourquoi faudrait-il lui préférer la science, quand le résultat est aléatoire ? Ne pourrait-on pas concilier ces deux approches ? Le soignant, à qui l'on attribue le pouvoir de guérir, évolue dans un espace de spiritualité qui confine au sacré quand la mort se profile. Il suffit, pour s'en convaincre, d'écouter les soignés et leurs proches dans ces moments-là. Le soignant est bien l'héritier d'un pouvoir ancestral que la modernité n'a pas rendu obsolète. Et, j'en suis convaincu, ce pouvoir peut faire bon ménage avec la science pour une plus grande efficacité des soins.

Certes, on m'objectera que certains patients demandent uniquement la prise en compte de leurs symptômes. Ils veulent « que ça aille vite », ils souhaitent un médicament à effet instantané et récusent à l'avance, parce qu'elle les importune, toute « psychologisation ». Ne nous fions pas aux apparences. Le soignant doit comprendre qu'il s'agit là d'un mécanisme de défense. En réalité, le soigné masque peut-être sa crainte de découvrir des vérités difficiles à affronter. Bien entendu, il n'est pas question pour le soignant de marquer son opposition à la volonté apparente du soigné, mais de lui ouvrir une autre perspective. Le soigné en fera ce qu'il voudra. Au moins aura-t-il entendu un autre discours et peut-être prendra-t-il alors conscience qu'il n'est pas qu'une machine en panne et le soignant, un mécanicien.

Je l'ai dit, je le répète : le soigné est une personne. Il ne faut jamais l'oublier. Or que se passe-t-il ? Le discours scientifique, pertinent dans le cadre de la recherche, est appliqué directement à la clinique des soins. Résultat : le soigné se retrouve bâillonné, empêché de s'exprimer. Prenons l'exemple de la dépression. Il est légitime d'émettre des hypothèses sur le rôle d'un neurotransmetteur comme la sérotonine dans le mécanisme d'action des antidépresseurs. Mais il est moins légitime de décrire la dépression comme une pathologie de la sérotonine sans l'avoir jamais démontré. Et il est carrément abusif d'affirmer à une personne déprimée : « Vous n'avez rien d'intéressant à dire sur cette dépression que vous vivez. Je sais mieux que vous ce qui se passe : c'est la sérotonine dans votre tête qui ne fonctionne pas bien. » Même si c'était vrai, un tel discours revient à priver celui qui souffre de la faculté d'exprimer sa souffrance avec ses mots, dans le contexte qui est le sien, avec le sens qu'il peut y découvrir. Le comble de la caricature a été atteint récemment par un psychiatre auquel un laboratoire pharmaceutique avait commandé un article sur la dépression destiné à être publié dans la plupart des journaux médicaux à grande diffusion. Un intertitre de cet article mentionnait « la relation duelle ». Allait-il être enfin question de la relation médecin-malade ? Pas du tout ! C'est de l'interaction de deux neurotransmetteurs, la sérotonine et la noradrénaline, que ce psychiatre parlait. Le déprimé, lui, avait disparu de ses préoccupations...

LA RELATION THÉRAPEUTIQUE

La relation thérapeutique concerne exclusivement ce qu'il peut y avoir de thérapeutique – et sous quelles conditions – dans la relation soignant-soigné. Les outils thérapeutiques mis en œuvre sont les techniques de soins, qu'elles soient médicales, avec au premier chef les médicaments, ou chirurgicales. À techniques identiques, la relation peut être pleinement thérapeutique ou non. Là encore, pour qu'il y ait relation, il faut toujours qu'il y ait interaction de deux subjectivités. On pourrait dire qu'il faut qu'il y ait rencontre de deux désirs : celui de soigner et celui de guérir.

La relation thérapeutique n'est donc pas une liste de recettes que l'on pourrait libeller ainsi : comment communiquer, comment se comporter... avec un soigné. Même si ces recettes peuvent être très utiles à un soignant, surtout en début de formation, elles ne remplacent pas la subjectivité et la sincérité du désir de soigner que le patient perçoit parfaitement. La disponibilité, l'attention, l'intérêt ne se décrètent pas et ne s'apprennent pas dans un manuel. Il faut vouloir soigner avec conviction pour pouvoir communiquer au soigné la volonté de participer activement à sa guérison. On ne triche pas avec la sincérité du désir. Faire semblant n'abuse et ne convainc personne. Il n'y a pas de « trucs » pour être vrai.

L'effet placebo

C'est dans le cadre de la relation thérapeutique que se produit parfois un phénomène extraordinaire : l'effet placebo [1]. On nomme ainsi la possibilité de guérison de symptômes et d'affections les plus divers sous la seule influence de la rencontre d'un désir de soigner et d'une volonté de guérir. Dans cette situation si particulière, l'administration d'un symbole de médicament sous la forme d'un comprimé de mie de pain permet, dans un pourcentage très important de cas, la disparition de l'affection ou du symptôme. Insomnie, anxiété, dépression, mais aussi douleurs diverses, hypertension artérielle, ulcère gastrique : aucun trouble

---

1. Cf. Patrick Lemoine, *Le Mystère du placebo*, Paris, Odile Jacob, 1996.

n'échappe à l'effet placebo. La médecine traditionnelle n'a jamais pu comprendre ni expliquer ce phénomène qu'elle dénigre en général, feint d'ignorer le plus souvent, mais utilise quotidiennement, même à son corps défendant.

Cette « gifle à la science », selon le terme de I. O. Godefroid, montre que deux psychismes qui interagissent ont un réel pouvoir. Que l'esprit agisse sur le corps n'a rien d'étonnant puisque l'inverse est vrai : une lésion du corps, en particulier si elle est douloureuse, entraîne une modification du fonctionnement psychique, une souffrance. L'homme est un tout indissociable. L'action d'un médicament actif est le résultat du pourcentage de guérison dû à l'effet pharmacologique auquel s'ajoute le pourcentage de guérison dû à l'effet placebo. Ce dernier est la somme des convictions de guérir du soigné et du soignant. Le soignant qui « n'y croit pas » ou qui méprise l'effet placebo dans la prescription aboutira à un résultat moindre que celui qui possède une grande force de conviction intime [1]. Pour se produire, l'effet placebo nécessite une attente du soi-

1. On peut d'ailleurs se demander si les grandes campagnes promotionnelles auprès des médecins qui soutiennent les ventes de médicaments ne contribuent pas à l'effet placebo de ceux-ci. Convaincu que le « nouveau » médicament est paré de toutes les vertus, le médecin va transmettre cette conviction à son patient. Toutes les démonstrations de l'efficacité médicale fondée sur la preuve n'y changeront rien. Il est assez intéressant de constater que les « anciens » médicaments dont les prix trop bas ne justifient plus leur promotion apparaissent comme moins efficaces alors qu'ils servent de références dans les essais thérapeutiques.

gné à l'égard d'un soignant investi d'un pouvoir quasi magique ou divin. Un dessin de Sempé montrait une petite dame extatique sortant d'une immense église et qui disait : « Mon Dieu, j'ai prié tellement fort que je vous ai appelé " docteur ". »

La faute de certains soignants est d'utiliser l'effet placebo – la plupart du temps à leur corps défendant – en prescrivant un authentique médicament et en suggérant avec conviction qu'il sera efficace à lui seul, sans écouter le soigné. S'ils s'en tiennent là pour traiter des symptômes – en particulier psychiques –, ils fabriquent une autre maladie que Lucien Israël, psychanalyste à Strasbourg, appelait la « maladie iatrogène ». Prescrire un tranquillisant, un hypnotique ou un antidépresseur sans permettre au soigné de parler et d'être entendu sur le sens de ses symptômes conduit, après une amélioration souvent rapide, à la rechute, la récidive et la chronicité. On change de médicament régulièrement, mais les symptômes réapparaissent. Ils font de la résistance...

La suggestion, qui déclenche l'effet placebo, s'accompagne d'un accouchement du savoir du soigné sur lui-même. D'objet passif, le soigné redevient sujet. On a toujours besoin de l'autre pour découvrir qui on est, pour atteindre son propre savoir et connaître son propre pouvoir. C'est la vertu de l'échange, où chacun donne et reçoit, que d'y aider. La prouesse technique peut aider à guérir, mais cette alchimie ne se produit vraiment que si l'on y introduit de l'humanité.

Psychothérapies

Est psychothérapique toute aide morale qu'une personne bienveillante apporte, sur sa demande, à une personne qui souffre. Avec cette définition, on dénombre trois à quatre cents formes de psychothérapies différentes. Cela n'a pas de sens, d'autant que, en l'absence de reconnaissance officielle, n'importe qui peut se proclamer psychothérapeute. Certes, bien des techniques permettent d'aider, de soulager et de guérir. Elles sont extrêmement précieuses. Mais, pour la majorité, elles ne sont pas des psychothérapies. Prenons l'hypnose, la rééducation cognitive et comportementale, la sophrologie, ou la relaxation. Ces techniques sont directives, interventionnistes. Elles n'expriment pas le savoir du soigné, mais celui du thérapeute. Or, dans une psychothérapie, le psychisme du soignant traite le psychisme du soigné grâce à ce qu'il contient et qu'il ignorait.

L'« attitude » psychothérapique d'un soignant, c'est sa disposition d'esprit et les caractéristiques de sa relation avec un soigné. Ce n'est pas une psychothérapie structurée. Cela revient simplement à signifier au soigné qu'on le considère comme une personne responsable dont on respecte la parole exprimée parce qu'elle a de l'intérêt et du sens.

On parle aussi de « psychothérapie de soutien ». Mais cette thérapie ne s'intéresse pas au contenu de l'inconscient. Elle n'en est pas moins une forme extrêmement fréquente d'aide proposée à des personnes qui traversent une crise d'existence liée à une affection du corps (cancer), à un trouble psychique (dépression) ou à un événement de vie (divorce). Il ne s'agit pas d'une simple « aide morale » reposant sur le bon sens, la bienveillance et les encouragements. La thérapie de soutien nécessite avant tout une « attitude » psychothérapique. Elle consiste à se situer dans l'ici et le maintenant en aidant le soigné à repérer et à évaluer les causes réelles et symboliques de sa souffrance liée à des événements actuels. C'est lui qui relativisera l'importance qu'il donne aux situations, qui organisera ses projections dans l'avenir, qui découvrira les forces qu'il détenait en lui sans le savoir. Il n'existe aucune systématisation pour raconter son existence ou faire surgir des manifestations de l'inconscient. Si cela survient, c'est au thérapeute d'évaluer comment il peut utiliser, au mieux de l'intérêt actuel du soigné, ces données en raccordant leur sens au contexte présent.

Les psychothérapies structurées sont définies comme la recherche du savoir conscient et inconscient du soigné pour arriver au mieux-être personnel, et reposent sur les connaissances et les techniques issues de la psychanalyse freudienne. En voici les deux principes de base : c'est dans l'inconscient et le symbolique que se trouve le sens de ce qui fait souffrir ; c'est dans la relation de transfert qu'apparaissent, s'élucident et se dénouent les conflits générateurs de souffrance psychique. Il existe deux grands types de psychothérapie psychanalytique. La première est la « cure type ». Elle est directement issue des méthodes de Freud et de ses contemporains. Elle implique une convention de départ stricte entre thérapeute et analysant réglant les questions de lieu, de rendez-vous, d'argent, de modalités de fonctionnement (libres associations d'idées, etc.). Elle utilise le traditionnel divan qui crée les conditions d'un transfert particulier et favorise les fantasmes en séparant visuellement le thérapeute et l'analysant. Cette « cure type » représente un lourd engagement de disponibilité pour l'analysant. Beaucoup plus répandues sont les « psychothérapies d'inspiration psychanalytique ». Plus souples, moins longues, pratiquées en face à face, elles reposent sur les mêmes principes de base.

On retrouve bien évidemment dans ces psychothérapies les données générales de la relation médecin-malade. J. Naudin les caractérise en trois mots : asymétrie, complémentarité et réciprocité. Il existe une asymétrie liée au savoir et au pouvoir du soignant, une complémentarité de rôle du soignant et du soigné, et une réciprocité d'action conduisant à une alliance dont la finalité est la guérison. On a vu que la réciprocité n'existe pas lorsque le soigné est passif, lorsqu'il n'est qu'un objet observé dont on ne traite que les symptômes. Un être humain peut parvenir à se comprendre lui-même si un thérapeute l'aide à parcourir le chemin qui conduit à sa propre connaissance sans s'arrêter trop longtemps devant un obstacle (résistance) et sans s'égarer en prenant une voie de traverse (digression). Cette connaissance passe par une identification affective et symbolique de son histoire personnelle. Elle lui donne la possibilité de repérer les étapes cruciales et conflictuelles dont la réactivation ou la reviviscence symbolique entraînent une réapparition de symptômes, une période de tension anxieuse ou une fluctuation de l'humeur.

Les figures emblématiques qui ont jalonné l'histoire de notre enfance et qui ont été investies par nous-même ou par notre entourage, à notre intention, de vertus ou de vices particuliers – c'est bien, c'est mal – laissent des traces semblables à des empreintes indélébiles. Les épisodes conflictuels, violents ou délicieux que nous avons connus, les agressions ou les séductions réelles ou symboliques dont nous avons été l'objet, en particulier dans le domaine de la sexualité, laissent un « souvenir ». C'est une empreinte dont la réactivation par une expérience réelle ou symbolique *actuelle* va nous plonger dans le même état et produire les mêmes comportements d'adhésion ou de refus, les mêmes réactions de quête ou de fuite que par le passé. Que sont les « goûts », sinon une recherche du temps perdu ?

Il est clair que le thérapeute doit savoir créer le climat propice à de telles reviviscences et à de telles évocations. Il lui faut pour cela respecter des règles : tolérance, bienveillance, patience, absence de jugement, respect du temps nécessaire, compréhension, soutien, encouragement mesuré à poursuivre quand c'est nécessaire. Il ne doit, sauf à risquer de fausser le cheminement du soigné, délivrer ni frustration ni gratification par des commentaires ou des attitudes comportant un jugement de valeur sur ce qui est en voie de décryptage et d'identification. Cette attitude place le thérapeute en face de lui-même et de ses mouvements intérieurs et fait que chaque patient apprend aussi – à son corps défendant – au thérapeute à se connaître un peu mieux lui-même, à condition qu'il ait été formé ou sensibilisé à cette écoute de soi comme à celle de l'autre. Dans cette relation codifiée et maîtrisée, chacun est un peu l'alchimiste de l'autre.

Freud a prôné une « neutralité bienveillante » de la part du psychothérapeute. C'est un idéal théorique. Qu'il soit bienveillant, c'est la moindre des choses – sauf à s'être trompé de métier... Mais qu'il soit neutre, réellement neutre, c'est impossible. La nature même de toute relation humaine est faite d'une circulation d'affects, de fantasmes et de représentations. Le thérapeute n'y échappe pas. Il subit l'influence de son patient par sa seule présence et par le contenu de son discours. Mais, alors que le patient énonce librement ses pensées et ses associations d'idées – théoriquement sans les censurer –, le thérapeute doit identifier ce qu'il ressent et maîtriser immédiatement les pulsions qui en découleraient. Pour cela, il doit avoir été formé à la reconnaissance permanente du caractère artificiel et convenu de la relation psychothérapique et ne pas la confondre avec la réalité quotidienne.

Cette « neutralité », obtenue par la maîtrise de soi-même, devrait être enseignée de façon concrète et pratique. Ce n'est pas officiellement le cas. À part quelques initiatives individuelles et localisées, aucun programme universitaire national n'est proposé. Or l'affichage d'un tel enseignement comme projet universitaire obligatoire et national donnerait non seulement une formation de base identique à tous les futurs psychiatres dans le domaine de la psychothérapie, mais montrerait que l'enseignement officiel prend en compte le psychisme dans l'enseignement de la psychiatrie. Le jeune psychiatre serait ensuite moins désemparé dans l'exercice de son nouveau métier lorsqu'il s'installe en secteur libéral. Il est plus important à mes yeux d'apprendre concrètement comment on accueille un patient lors d'un premier rendez-vous que de connaître les sous-types de récepteurs de la sérotonine. Ce qui se passe d'unique à ce moment précis ne doit pas être gâché, car il ne se reproduira jamais plus et il contient l'essentiel si on y est attentif. Il est plus important d'enseigner la manière de mettre fin à un entretien sans interrompre le patient à un moment clef de son discours et sans qu'il reparte frustré que de rabâcher un pathos biologisant qui sera déjà caduc à la fin du cursus psychiatrique et n'aura eu finalement aucun intérêt pratique pour un soignant. La recherche n'est pas l'exercice de la psychiatrie, on a tout à perdre à les confondre.

Savoir écouter

Chacun d'entre nous est l'auteur du récit intérieur de sa propre vie. Ce récit porte les vérités qui fondent notre singularité. Le soignant ne doit pas le juger, ni l'interrompre, mais l'écouter. Par cette écoute, la demande de précision ou de répétition de certains passages, le relevé de la valeur symbolique des événements relatés, une thérapeutique s'instaure, qui a du sens et, dès lors, possède une chance d'efficacité. À lui seul, le rapprochement du passé et de l'actuel a valeur d'éclairage et, parfois, d'illumination. Seul un écoutant, par définition extérieur et neutre par rapport à ce récit intime, peut aider celui qui raconte à saisir la puissance de certaines significations.

Écouter, c'est une technique. Le soignant doit maîtriser sa propre pensée, ses associations d'idées, son contre-transfert. Rien ne doit venir occulter, perturber, dévoyer la forme du discours de l'autre. Linéaire, haché, digressif, entrecoupé de silences, peu importe : la physionomie du récit révèle toujours quelque chose du sujet qui le dit. La première phrase est souvent la plus importante. C'est de l'or pur. Il faut savoir l'attendre, ne pas l'induire, ne pas l'effaroucher. La formule de politesse invitant le soigné à entrer, à s'asseoir et à parler, doit être le plus neutre possible. En revanche, l'attitude du soignant doit exprimer la totale disponibilité, la concentration et l'intérêt. Le soigné doit pouvoir penser : « Cette personne est là pour moi seul, elle va me consacrer du temps, ne s'intéresser qu'à moi. » Si le soignant écoute en rangeant ses papiers, en rédigeant des notes qui concernent le précédent malade, ou en répondant au téléphone, mieux vaut se lever et partir. Si le téléphone sonne pendant un entretien parce qu'on a oublié de le décrocher, il est toujours possible en deux phrases de dire : « Je suis en entretien, rappelez-moi plus tard. » La disponibilité de l'écoutant doit être totale et exclusive. Sinon, le récit sera convenu, vide, sans intérêt. Mort. J'aime le face à face. Chacun est assis dans un fauteuil séparé de l'autre par une distance porteuse de sens. Trop proche ? Trop loin ? L'imposante barrière du bureau n'autorise pas certains propos et ne permet pas la confidence. On ne confie pas l'intimité de sa propre histoire sans une certaine proximité physique. Tel était, autrefois, le principe technique de la confession.

Écouter, ce n'est pas interroger. L' « interrogatoire médical », qui est l'expression consacrée par l'usage, peut avoir un intérêt certain. Il se situe dans un contexte différent, il est porteur d'événements, de faits et de dates. Il est utile et impersonnel, au sens où la relation n'existe pas. S'enquérir des « antécédents médicaux, chirurgicaux ou obstétricaux » d'un soigné n'entraîne pas le même récit ni les mêmes affects que lorsque le soigné raconte spontanément ses souvenirs. Savoir écouter, c'est savoir attendre le moment du récit choisi par le soigné. C'est pouvoir mériter le savoir que le patient détient sur lui-même.

Chapitre 5

LES CHEMINS DE LA GUÉRISON

LE DÉSIR DE SOIGNER

Pour soigner, pour guérir, la technique ne suffit pas. Il faut quelque chose de plus, un désir, le désir de soigner. Sans lui, rien n'est possible. Le plus souvent inconscient, enfoui par la routine et le quotidien au plus profond du soignant, ce désir resurgit dès que surviennent les difficultés, dès qu'il faut « se battre » pour aider l'autre. Le soignant qui ne le possède pas, ou qui l'a perdu, ne fait pas illusion longtemps. Cela se sent, cela se sait. Toujours. Les résultats thérapeutiques sont alors mis en cause, et la guérison, très souvent, ne peut aboutir à son terme.

Je me demande si le désir de soigner n'est pas aujourd'hui en train d'être supplanté par le désir de savoir. Comme si la maladie et ses mystères intéressaient plus le soignant que le malade et sa souffrance. La science, son prestige intellectuel, la performance de ses techniques, y sont peut-être pour quelque chose. L'enseignement de la médecine aussi, qui retarde le plus longtemps possible le premier contact du soignant avec le soigné. Quant aux conditions d'exercice de la médecine, c'est sûr, elles sont loin de favoriser son épanouissement.

Je ne discute pas la légitimité des contraintes économiques actuelles, mais il faut reconnaître qu'elles ont profondément modifié les conditions de la pratique de la médecine généraliste en secteur « libéral ». En première ligne dans la demande de soins, trop souvent considéré avec commisération par ses confrères hospitaliers, qui sont presque tous spécialistes, transformé en bureaucrate, en champion des sigles et des nomenclatures, en virtuose de l'informatique, le généraliste multiplie les heures de travail et les gardes, obligatoires jusqu'à sa retraite. Il sait ce que sont les agressions dans les quartiers « chauds », et les pouvoirs publics, qui l'ont pris en otage pour « sauver la Sécu », utilisent avec lui la politique de la carotte (toute petite) et du bâton (parfois assez long). Il perd un peu le sens de sa fonction. Il devient de plus en plus la soupape de sécurité d'une société malheureuse, où les souffrances psychologiques sont tenues pour des maladies, où la précarité et l'exclusion sont médicalisées. La considération dont il était l'objet s'est émoussée. Il n'est plus un « notable », mais quelqu'un qui dispense des soins et des techniques, et à qui l'on demande d'être disponible dans l'instant. Il n'est plus tout seul non plus. Le nombre élevé de médecins ne reflète pas en effet les besoins réels de la population. La concurrence est sévère. Cela aussi influence le comportement du soignant. D'autant qu'il doit faire face à la demande pressante des usagers qui ont une fâcheuse tendance à considérer la consultation comme un bien de consommation banalisé et presque gratuit. Il n'est pas rare qu'ils aillent chez le médecin se faire prescrire des médicaments comme ils vont en grande surface faire leurs courses. Et malheur à celui qui refuse, ou qui tente d'expliquer et de justifier son refus ! Il perdra aussitôt son patient – son client ? – au profit d'un confrère plus compréhensif...

Comment la relation soignante, qui demande du temps, est-elle encore possible ?

Le temps est quantifiable par sa durée. Son contenu est qualifiable. On dit « j'ai pris du bon temps » ou « j'ai passé un mauvais quart d'heure ». Le temps consacré aux soins et la qualité de son contenu sont les garants d'une pleine efficacité. Aujourd'hui, en France, on rémunère la technique mais non le temps passé. Certes, payer le temps ne suffit pas à authentifier la qualité de son contenu. Dans certains pays, la consultation est facturée au temps passé selon une technique partagée avec les avocats. Cette incapacité que nous avons à reconnaître la valeur du temps passé est conforme à la suprématie du quantitatif sur le qualitatif dans notre société. Nous aimons ce qui est comptable, ce qui peut permettre des statistiques, des mesures ou l'établissement de profils d'activités médicales. C'est ainsi que, pour la somme ridicule représentant les honoraires de consultation d'un médecin généraliste, celui-ci consacrera un temps moyen très variable à ses patients. La durée n'étant pas prise en compte, plus il sera consciencieux en accordant du temps à son patient, plus il se pénalisera financièrement. La vertu n'est jamais récompensée ! Pourtant, il faut du temps pour que s'installent les conditions psychologiques du dialogue, le climat de confiance, le moment de l'information et des explications. Il n'y a pas que les gestes techniques qui sont importants au cours d'une consultation. Mais on comprend aisément que, pour une consultation de médecine générale rémunérée 115 F en 1999, le médecin préfère consacrer le minimum de temps à chaque consultant pour en augmenter le nombre. Beaucoup de médecins déplorent cette situation qui dégrade l'exercice de leur profession, mais il leur faut vivre, et ils ne décident pas du montant de leurs honoraires.

Vous avez dit « désir de soigner » ?

À techniques utilisées identiques, ce qui fait la différence, parfois considérable, sur le résultat attendu, c'est la qualité de la relation entre le soignant et le soigné. C'est donc la personne du thérapeute, sa dimension humaine, son ouverture psychologique et le temps consacré à la relation qui expliquent – toutes choses étant égales par ailleurs – la fréquence inégale des résultats thérapeutiques.

LES TECHNIQUES DE SOINS

Pour soigner, pour guérir, on a recours à des techniques de soins. Celles-ci sont toujours l'expression d'une culture. Elles peuvent, selon les lieux, être liées à la magie, à des influences néfastes qu'il faut combattre, à des pouvoirs divins et occultes. Chez nous, qui vivons dans le monde occidental industrialisé, elles relèvent avant tout de la science et constituent des enjeux économiques importants. Qu'il s'agisse d'appareillages à visée diagnostique ou thérapeutique, ou de médicaments, ce sont des biens marchands. Elles ne sont donc accessibles, et consommables, que si le contexte culturel et économique le permet. On comprend mieux pourquoi des populations entières évoluant dans un autre contexte culturel que le nôtre et dépourvues des ressources financières nécessaires ne peuvent avoir accès à nos propres techniques de soins.

Quelles que soient sa sophistication et ses performances, la technique ne peut abolir le psychisme du sujet souffrant, ni se substituer aux échanges humains nécessaires à la relation thérapeutique. Elle est une valeur ajoutée, non une fin en soi. Si le greffé cardiaque ne devenait pas le héros d'une dramaturgie où l'on retrouve la vie, la mort, le don et l'amour, l'acte technique, isolé de son contexte, n'aurait guère de chance d'aboutir.

Les figures mythiques qui le rendent possible sont aussi importantes que les outils qui l'autorisent. L'acte le plus technique suscite chez le soignant comme chez le soigné des représentations qui pèsent en bien ou en mal sur le résultat final. Le coup de bistouri, le tube que l'on insère, le bouton sur lequel on appuie, la prescription que l'on rédige sont des actes techniques issus d'un cerveau humain qui n'est humain que parce qu'il possède la parole. Cette parole accompagne et poursuit l'acte technique. Elle lui donne du sens, elle porte l'espoir. Elle permet au processus de guérison de pleinement se développer.

À l'inverse de toutes les autres disciplines médicales, la psychiatrie a ceci de particulier que ses moyens thérapeutiques sont très peu techniques. Il lui arrive de faire appel à des investigations diagnostiques, mais toujours dans le but de différencier, face à des symptômes, ce qui relève de son champ d'action. Ainsi, la découverte d'une lésion cérébrale ne renvoie pas à la psychiatrie, mais à la neurologie. Les médicaments psychotropes, qui tiennent aujourd'hui le haut du pavé, sont les héritiers immémoriaux des *pharmakons*, drogues, potions, qui ont de tout temps été administrés aux malades. Ils ne possèdent guère de spécificité puisque leur action est symptomatique et indépendante des catégories diagnostiques. Ils agissent sur des « dimensions » anxieuses, dépressives. Les neuroleptiques, emblèmes de la modernité, sont, quant à eux, aussi spécifiques dans leur action contre les hallucinations que l'aspirine peut l'être dans son efficacité sur la fièvre.

Si la psychiatrie est ainsi beaucoup moins technique que les autres disciplines médicales, elle valorise en revanche pleinement la parole chez le soigné comme chez le soignant. C'est pourquoi elle représente l'étalon référence de la relation qui s'établit entre le soigné et les soignants. Ces termes incluent tous les acteurs du processus de soin et de guérison, qu'ils soient ou non médecins.

Aujourd'hui, le rôle du médecin n'est pas seulement de prévenir, de détecter ou de soigner une maladie. D'autres tâches l'attendent parfois, éloignées de son savoir-faire traditionnel. Le risque, c'est que le médecin, non préparé par son enseignement à ces situations nouvelles, ne sache ou ne puisse répondre que par ce qu'il sait le mieux faire, c'est-à-dire des actes techniques au premier rang desquels se trouve la prescription médicamenteuse. La technique permet alors de rester dans le registre habituel des comportements médicaux.

La fonction du médecin s'est transformée sous l'influence de la demande des usagers du système de santé et des conditions de vie en société. Mais le médecin, pour conserver son identité, refuse de l'admettre et continue à rendre une réponse médicalisée (l'ordonnance) à une demande non médicale (conflit affectif, difficultés personnelles) formulée en termes comportementaux (anxiété, insomnie, etc.). Le système de santé n'a pas été insensible à cette situation qui favorise considérablement le marché économique de la santé. La psychiatrie a alors été utilisée pour augmenter et légitimer médicalement ce système dont le fonctionnement est très simple. Il suffit de mettre en place une série de mesures :

– on habille d'un diagnostic, créé pour l'occasion, la souffrance existentielle qui s'adresse au médecin. Depuis Molière, on sait faire, et même bien avant lui ;

– on crée de cette manière une pseudo-entité pathologique. Les peurs, les peines, les misères, par la grâce d'une fausse science, deviennent des « maladies » autonomes ;

– on gonfle l'importance de ces « maladies » en inondant le corps médical de leur description grâce aux innombrables revues, livres, brochures, cassettes, colloques, symposiums, congrès et démarchages à domicile qui le maintiennent en condition de croire ;

– on relie enfin un médicament, auquel on attribue une action « spécifique » sur la chimie cérébrale, à une action salvatrice dans le domaine considéré.

Dans de telles conditions, le médecin saura-t-il toujours entendre la réalité de la demande derrière l'énoncé médicalisé de celle-ci puisque son propre environnement professionnel lui offre « clef en main » un alibi médical et une solution immédiate ?

Alors les peurs, les peines, les misères demeureront enfouies chez celui qui en souffre, n'ayant droit qu'à une expression déguisée, et qui ne révélera rien de ce que la parole aurait pu livrer. Même les troubles psychiques relevant de véritables pathologies connaissent ce cheminement particulier. Il suffit pour s'en convaincre de voir, selon les circonstances, telle affection occuper le devant de la scène médicale, émerger brusquement de l'oubli ou quitter discrètement le feu des projecteurs pour retourner dans l'ombre. Tous les troubles psychiques existants ont déjà été inventoriés depuis le XIXe siècle. À cette époque, les cliniciens avaient du temps pour l'écoute et du goût pour l'observation des malades. Les déprimés ont vu leurs troubles minutieusement décrits bien avant que l'on universalise le concept de dépression. On feint de découvrir les « troubles obsessionnels compulsifs » dont il faudrait plutôt relire les judicieux comptes rendus sous la plume de Freud et dans l'œuvre de Pierre Janet. En revanche, les « attaques de panique » qui envahissaient la littérature médicale et la presse grand public il y a quelques années suscitent un intérêt plus modeste et ne trouvent plus les mêmes échos que naguère dans l'information fournie aux médecins. Faut-il y voir une relation avec l'échec commercial du médicament qui était censé les guérir ? Mais on peut parier, compte tenu de l'effort marketing qui se développe pour soutenir la promotion de récents « antipsychotiques », que les schizophrénies qui demeuraient confinées dans l'ombre et le silence vont connaître dans les temps à venir la faveur de l'actualité médicale. Ainsi va le monde...

Le médicament, emblème des soins techniques

D'innombrables substances, investies de pouvoirs magiques, issues de la science des herboristes initiés ou fabriquées dans le mystère, ont toujours été utilisées pour soigner. Du *pharmakon* aux potions douées de propriétés infaillibles, un objet matériel devait être incorporé par le soigné pour que la guérison survienne. Rien n'a changé aujourd'hui au plan symbolique, même si la pharmacologie a introduit du rationnel dans les effets thérapeutiques. Le médicament demeure encore la preuve tangible des soins. C'est la valorisation du pouvoir du soignant sur la maladie. Dans bien des cas, ne pas prescrire est assimilé à une absence de soins.

Mais cet objet technique, doué de propriétés pharmacologiques bien identifiées, qu'est le médicament d'aujourd'hui, issu de la recherche scientifique, n'a pas perdu pour autant sa force symbolique. On a vu qu'elle participait à l'effet placebo grâce à l'idée que l'on se fait du médicament. Ce médicament possède deux caractéristiques qui s'ajoutent à ses propriétés biologiques. Il est une marchandise, enjeu de profits importants, et il est un support de représentations mentales inconscientes pour le soignant comme pour le soigné. Lorsque celles-ci sont positives et en coïncidence, l'effet placebo est alors maximal. Parfois, lorsque le médicament n'a pas une puissance pharmacologique significative et qu'il n'est guère différent d'un vrai placebo, seules persistent les deux autres propriétés. On peut dire alors que notre système économique a récupéré commercialement la croyance éternelle dans l'objet qui peut guérir.

Les représentations du médicament constituent ce que Guy Besançon appelle, dans un remarquable ouvrage, les « images » du médicament [1]. Il distingue les images externes et les images internes. L'image externe, c'est ce qui est donné à voir, à entendre, à lire grâce à la publicité, la promotion et l'information. Qu'il s'agisse de publicité pour le grand public concernant des médicaments vendus sans prescription médicale ou qu'il s'agisse de messages à destination exclusive du médecin, le même ressort est toujours utilisé : faire rêver. C'est efficace sur une situation pénible, un symptôme ou une pathologie de manière rapide, simple et avec une parfaite tolérance. On associe le médicament à des images fortes ou prestigieuses, surtout si son efficacité est discrète. Très récemment, un produit doué d'effets modestes sur une pathologie cérébrale incurable était présenté en deux pleines pages en couleurs dans un quotidien médical. Les

1. Guy Besançon, *Qu'est-ce que la psychologie médicale ?*, Le Plessis-Robinson, Institut Synthélabo pour le Progrès de la Connaissance, coll. « Les Empêcheurs de penser en rond », 1999.

mots utilisés et leur impact sur l'imaginaire du lecteur étaient très forts. On « vendait » :

– « le seul laboratoire ayant dix ans de partenariat avec l'Inserm » ;

– « la plus grande enquête épidémiologique » ;

– « la force d'un engagement » ;

– « un développement clinique sans précédent » ;

– « le plus vaste programme international de recherche dans cent vingt centres et dix pays ».

On ne parlait pas de la réalité concrète des effets thérapeutiques pratiques pour le malade, mais c'était vraiment « plus blanc que blanc »...

Le jour où l'on découvrira un médicament guérissant radicalement une maladie grave, il suffira de dire : « Le produit X guérit la maladie Y. » Et ça se saura. « La publicité médicale, comme les autres, ne cherche pas à rendre l'individu adulte et responsable, écrit Guy Besançon. Elle entretient un état infantile [...]. La publicité entretien l'aliénation de l'individu et favorise l'avoir et le paraître au détriment de l'être. »

L'image interne du médicament, ce sont les représentations que peuvent en avoir les soignants, le soigné, les témoins, les proches et même la société. Celles-ci intéragissent au cours des relations des uns avec les autres, et leur résultante peut diminuer ou augmenter l'efficacité thérapeutique attendue. De telles représentations devraient être à mes yeux systématiquement étudiées par les thérapeutes. La pharmacologie est l'étude des propriétés biologiques des médicaments sur l'organisme humain. Je propose le terme de « pharmacopsychologie » pour ce qui serait l'étude psychologique des représentations mentales des médicaments. Chacun possède ainsi une image – positive ou négative – génératrice d'espoir ou de crainte pour toute grande catégorie de médicaments. Cela détermine les attitudes du soigné auxquelles le soignant est confronté et dont il doit tenir compte. Cela permettrait au moins d'en parler. Telle personne est réticente à l'idée de prendre des antibiotiques, telle autre en réclame devant le moindre rhume. Celui-ci affirme « ne pas pouvoir dormir sans son comprimé », mais celui-là « refuse de se droguer ».

Si l'on prend conscience que toutes ces représentations habitent non seulement l'esprit de chaque soigné, pour chaque catégorie de médicaments courants, mais aussi celui des proches et des soignants, on mesure l'étendue des interactions possibles. Si l'on y ajoute les représentations sociales en général, la complexité est grande. Les soignants sont aussi les détenteurs de représentations qui leur sont propres. Elles sont indépendantes du savoir objectif qu'on trouve dans les livres. Elles renvoient à l'identité du soignant, à sa personnalité, à sa culture, à sa relation avec le malade, à sa capacité à se mettre en cause, à son désir de guérir, à sa peur de l'échec, à sa conviction concernant les effets attendus. Et cette liste n'est pas exhaustive. Elle montre simplement que la pharmacopsychologie pourrait expliquer les différences de résultats obtenus par des thérapeutes différents avec le même médicament.

LA RELIANCE DES SAVOIRS

La technique éloigne souvent les soignants de la nécessité des échanges et des confrontations psychiques. Certes, même ceux qui pratiquent les techniques les plus complexes savent apporter la chaleur, le réconfort et le soutien psychologique qui sont nécessaires en cancérologie, en chirurgie de transplantation, ou dans le traitement du sida. Mais il s'agit d'un accompagnement prolongé dans le temps de malades que l'on revoit régulièrement. Cette durée favorise la possibilité des échanges. La chose est plus difficile lorsque le soignant pratique un acte technique unique pour un soigné qu'il ne reverra jamais plus, comme c'est le cas en imagerie médicale. Un examen par résonance magnétique nucléaire ne s'accompagne pas, en général, de longues considérations entre le radiologue et la personne isolée dans l'appareil.

La psychiatrie n'a pas l'alibi ou les contraintes des techniques pour se dispenser des échanges psychiques qui possèdent, de surcroît, une valeur thérapeutique. Et pourtant, c'est bien dans cette discipline que la situation est la plus désolante ! Certains psychiatres semblent nier l'existence du psychisme ou avoir oublié qu'il existe. Pour eux, le fonctionnement psychique d'un être humain obéit à des lois mécaniques – ou plutôt chimiques – responsables de phénomènes mesurables, universels et généralisables. La singularité n'existe plus. Les émotions, l'affectivité, la sensibilité, la valeur strictement personnelle du beau, du bon et du plaisir sont des artefacts de la vie psychique et ne méritent aucune considération. Seuls comptent les chiffres. Allez donc leur parler d'empathie ! On fabrique des échelles pour mesurer – donc normer – le qualitatif et le subjectif. Tout cela ne serait que péripéties et mode passagère si l'incidence sur les soins n'était aussi catastrophique. On réduit, d'une part, les pathologies mentales à leurs seuls symptômes extériorisés, auxquels on fait correspondre les médicaments psychotropes adéquats, et on assimile, d'autre part, toute souffrance psychique, banalement liée à l'existence, à des symptômes pathologiques pour leur proposer la même solution. Les tenants de cette psychiatrie l'expriment clairement : hors les médicaments, pas de soins. L'alternative est simple : le médicament ou rien. Le psychisme n'existant pas et le travail psychothérapique leur étant inconnu, ils ne peuvent même pas envisager d'autres formes d'aide que la pharmacologie. Les malades souffrant d'authentiques pathologies mentales risquent de ne se voir offrir qu'une ordonnance – souvent indispensable, j'en conviens. Quant aux souffrances psychiques qui ne sont pas liées à des pathologies mentales et relèvent spécifiquement de l'aide psychologique, elles recevront, elles aussi, leur lot de psychotropes, sans plus de considération.

Pour le soigné, une telle attitude est facile à identifier. Il suffit de mesurer le temps que le soignant vous accorde et d'évaluer la nature des échanges et la possibilité qui vous est donnée de mettre en paroles votre souffrance. On peut schématiser les situations :

– la consultation qui dure quinze minutes avec un dialogue du genre : « Comment allez-vous depuis la dernière fois ? Ça va mieux ? ou moins bien ? », pendant que le renouvellement d'ordonnance est en cours de rédaction ;

– l'impossibilité de pouvoir parler sans être interrompu d'un « oui, oui, ça je sais, vous me l'avez déjà dit la dernière fois... » ;

– le comportement régulièrement répété et stéréotypé s'exprimant par : « Bon, je vais vous changer le traitement, car celui-ci ne marche pas », ou : « Je vais vous ajouter un nouveau médicament et ça ira beaucoup mieux. »

Seules les thérapies dites cognitivo-comportementales sont tolérées par les représentants d'une psychiatrie sans psychisme. Ces techniques, fort utiles dans les formes très pathologiques de phobies et d'obsessions, reposent sur des procédures d'apprentissage, de conditionnements et de déconditionnements qui visent à « rééduquer » des schémas de comportements erronés. La suggestion y joue un grand rôle. Utilisées raisonnablement et dans des indications précises, ces techniques aboutissent à des résultats intéressants. Par exemple dans le cas de comportements phobiques invalidants ou d'obsessions graves. Au début du développement de ces techniques, les tenants du médicament et les prosélytes du comportementalisme se sont livré une guerre acharnée, violente et publique. Les affrontements mémorables entre l'Américain G. Klerman (qui y laissa probablement sa vie), tenant du médicament seul, et l'Anglais I. Marks, chantre du comportementalisme, sont encore dans les mémoires [1].

Dans un premier temps, le comportementalisme s'est calqué sur les méthodes de la pharmacologie en utilisant les mêmes outils d'évaluation « scientifique ». Reproductibilité et évaluation sont les maîtres mots de la science. L'ennui, c'est que les troubles psychiques concernent le psychisme, que celui-ci n'est semblable à aucun autre et qu'il n'est évaluable que par celui qui le possède. Tout le reste concerne des symptômes artificiellement universalisés et quantifiés. Toutes les attitudes thérapeutiques se défendent, à condition de ne pas en faire un recours excluant les autres et d'expliquer loyalement au soigné ce qu'il peut en attendre. Après tout, c'est à lui de décider, comme c'est à lui d'évaluer le résultat. Prenons un exemple. Quelqu'un a une phobie de l'avion qui le gêne au point d'exclure ce mode de transport de sa vie. Il peut trouver une solution personnelle : ne pas prendre l'avion. C'est

1. David Healy, *The Antidepressant Era*, Harvard University Press, 1998.

un comportement d'évitement qui est plus ou moins pénalisant selon l'activité de cette personne. La solution médicamenteuse consiste à lui dire que ce trouble est l'expression d'une anxiété focalisée sur le voyage aérien et qu'un tranquillisant lui apportera une sédation importante, une relaxation musculaire, une diminution de sa vigilance qui lui permettront de ne pas ressentir cette anxiété et d'être agréablement assoupie pendant le voyage. Solution immédiate, rapide, symptomatique, centrée sur l'ici et maintenant, qu'il faudra réutiliser à chaque voyage. Pourquoi pas ?

La solution comportementale s'intéressera aux schémas de pensée, dissociera les représentations mentales liées à la situation qui génère l'angoisse des sensations corporelles qui l'expriment. On essaiera de retrouver dans l'histoire personnelle ou familiale du sujet comment ce comportement phobique a pu être acquis et maintenu. Puis le patient sera exposé à l'objet de sa phobie pour ensuite se désensibiliser progressivement grâce à des techniques de relaxation qu'il aura pu apprendre. La suggestion du thérapeute et l'autosuggestion jouent un rôle bénéfique. De très bons résultats sont obtenus par ces techniques efficaces qui ne s'intéressent qu'au seul symptôme, postulant une acquisition de la phobie à partir de faits concrets, et ne prennent en compte ni le sens, ni le symbolique, ni le sujet dans sa globalité. Le patient est considéré comme le porteur d'un symptôme qui lui est extérieur et dont la signification et les autres implications psychologiques n'ont pas à être prises en considération. C'est un choix possible.

La solution psychothérapique consistera à aller au-delà du symptôme et à s'intéresser à toute la psychologie du sujet pour tenter de comprendre la fonction de cette phobie dans son économie psychique. À quoi sert-elle ? Que révèle-t-elle ? Que masque-t-elle ? En quoi est-elle possiblement le repère apparent d'un mal-être général dont les causes profondes gouvernent en réalité toute la vie psychique du sujet phobique ? Un long travail du soigné sur lui-même sera nécessaire avant qu'un « homme nouveau » émerge avec un autre regard sur lui-même et sur le monde. En cours de route, la phobie, dont l'intérêt symptomatique aura été dépassé depuis longtemps, aura disparu. On peut légitimement ne pas être tenté par un tel travail pour une simple phobie et préférer continuer d'ignorer qui on est vraiment. C'est à chacun de choisir.

L'alliance des tenants du médicament seul avec ceux des techniques cognitivo-comportementales ne vise qu'un ennemi : le psychisme. Ce n'est pas le moindre des paradoxes que de voir certains cognitivo-comportementalistes s'intituler « psychothérapeutes » et considérer qu'il n'existe pas de psychothérapies en dehors de leurs pratiques. Leur argument est que celles-ci sont « validées ». En fait, seul le malade, à titre individuel, est capable de valider une thérapie par le degré de satisfaction qu'il en éprouve. Lui seul a le droit de dire : « Je me sens guéri », ou plutôt : « Je me sens plus heureux de vivre. »

Le psychisme de chacun est unique, il contient des affects qui lui sont propres, et il véhicule du sens et du symbolique dont l'importance est considérable, mais purement individuelle. On ne fait pas des statistiques dans ces conditions. On est en dehors de la science, de la reproductibilité et de l'évaluation. On ne prend en considération que le sujet qui parle lui-même de sa propre souffrance, qui tente d'en comprendre les raisons qui ne concernent que lui, et qui, de surcroît, est le seul à pouvoir émettre une opinion sur la qualité du résultat qu'il éprouve.

La psychiatrie se doit d'offrir aux soignés toutes les ressources dont elle dispose en lui donnant sincèrement et en toute indépendance d'intérêts personnels les informations lui permettant de choisir. Malheureusement, elle est pratiquée par des psychiatres, c'est-à-dire des hommes, avec leurs faiblesses. Certains d'entre eux, quand ils ne maîtrisent pas personnellement la totalité des approches qui viennent d'être évoquées, ont tendance à défendre exclusivement l'intérêt de ce qu'ils savent faire. Le risque est de disqualifier ce qui leur échappe et d'instaurer en monopole expansionniste leur seul champ d'activité. C'est cela qu'il faut que le malade sache, et c'est cela qui doit l'amener à poser des questions.

Parce que, au-delà du domaine des soins, les positions de défense exclusive d'un des trois domaines évoqués soulèvent forcément des questions beaucoup plus générales sur les représentations que l'on a de l'homme, de sa singularité, de sa liberté. En un mot, des questions d'éthique.

En ne disqualifiant aucun des traitements qui ont été décrits, on peut énoncer leur finalité de la sorte. Le médicament masque le symptôme et l'empêche de s'exprimer. Les techniques cognitivo-comportementales sont des conditionnements des schémas de pensée qui amènent le sujet à penser différemment et à modifier ses comportements. La psychothérapie est une connaissance de soi, de son identité véritable et des raisons réelles ou symboliques qui sont à l'origine de nos difficultés à vivre de manière harmonieuse et en accord avec nous-même. Chaque thérapie possède ses indications strictement individuelles, aucune n'est exclusive des autres, et elles peuvent être associées ou successives. De toute façon, les positions totalitaires ne suffisent pas à éliminer le psychisme qui se manifeste, hélas pour les patients, lorsqu'il est nié ou méconnu par le thérapeute, par les rechutes, les récidives et la chronicité des symptômes et des comportements.

Ainsi, même au sein d'une discipline comme la psychiatrie, les savoirs sont éclatés, et personne ne s'intéresse à ce que pense le voisin. Il en est de même pour la science, atomisée en secteurs de plus en plus petits, qui perd peu à peu la cohérence que lui donnerait une vue d'ensemble. Pour Edgar Morin, le savoir parcellaire empêche le savoir universel. Le sens disparaît lorsqu'il n'y a plus de reliance entre les savoirs. La culture n'existe plus, et l'on croit détenir la vérité grâce à un microsavoir purement technique. Le savoir de Pic de La Mirandole a véritablement implosé. Sous la force considérable d'une poussée venant de l'intérieur, le savoir a éclaté en des milliers de morceaux qui sont devenus des objets du savoir, continuant de grossir par eux-mêmes en totale indépendance les uns des autres. Le savoir encyclopédique n'est plus possible. Nulle reliance ne vient rassembler ces morceaux pour reconstituer le grand tout qui, seul, détient le sens.

Cependant, la parole, immuable, tisse son lien entre les hommes, pour les rassembler, les réunir et faire en sorte que l'ensemble demeure le bien commun, accessible à tous.

POURQUOI GUÉRIR ?

Un homme n'est pas malade, il devient la maladie. Il se transforme. Intégralement. Il se met à vivre différemment, on ne le regarde pas non plus de la même façon. Il est quelqu'un d'autre. S'il est atteint de dépression ou de schizophrénie, il n'est pas, comme on veut le faire croire, un homme « avec » des symptômes de dépression ou de schizophrénie, il est un homme transformé en déprimé. Le symptôme, à lui seul, n'est rien. Il est anecdote. Il est l'arbre qui cache la forêt. Il n'est qu'un prétexte, celui du changement. C'est en devenant autre que le malade peut caractériser le trouble dont il souffre.

Les modifications, qu'elles soient ou non conscientes, sont multiples. Les décrypter aide à comprendre le sens de la situation dans laquelle se trouve le soigné. Tel couple dont un partenaire frustre l'autre, le déçoit ou le trompe, verra surgir la maladie de l'un – organique ou psychique – comme outil de culpabilisation permanente en représailles à l'insuffisance affective de l'autre. Une patiente déprimée qui récidive régulièrement me dira, après m'avoir raconté les vicissitudes de sa vie affective : « Mon mari n'est jamais aussi gentil avec moi que lorsque que je suis malade. » Telle autre règle depuis vingt ans un conflit conjugal par des épisodes dépressifs à répétition, des tentatives de suicide qui mobilisent l'attention de son mari et le culpabilisent. « Tout cela se termine en maison de repos, me confiera-t-elle. C'est le seul endroit où je suis heureuse. »

Tous les malades ne souhaitent pas guérir. Pour certains, la question ne se pose même pas : ils avaient la santé, ils ne l'ont plus, la maladie les empêche de travailler, les éloigne de leurs amis, de leurs relations, et ils vivent douloureusement cet isolement – ils veulent donc guérir, vite, et retrouver ce qu'ils pensent avoir perdu. Mais pour d'autres, les choses sont un peu plus compliquées. Ils ne sont pas très pressés de sortir de la maladie. Et, pour tout dire, ils trouvent que leur nouveau statut est bien plus gratifiant. Ils avaient un travail pénible ? Eh bien, ils en sont débarrassés ! Maintenant, ils ont du temps libre. Ils bénéficient de la sollicitude de leur entourage. Ils sont regardés avec commisération. C'est que la vulnérabilité crée des droits et impose des attentions. Elle devient une protection, un alibi et une force. Elle justifie toutes les exigences, tous les désirs, tous les renoncements, toutes les faiblesses. La guérison sera dans ce cas vécue comme une perte. Il faudra faire le deuil d'un état où les avantages l'emportaient nettement sur les inconvénients.

Je n'exagère pas. Les médecins du travail connaissent bien ce cas de figure qui n'a rien d'exceptionnel. Le « malade » n'en est pas moins sincère et de bonne foi. Même si la perspective d'un congé maladie, suivi d'une invalidité qui permettra d'atteindre l'âge de la retraite, est une tentation, il ne profite pas consciemment d'un système de protection sociale qui permet d'ailleurs de tels comportements. C'est au niveau symbolique qu'il est poussé à un choix inconscient porteur de gratifications élevées.

Guérir ? Pour faire quoi ? Qu'est-ce qui est préférable ? Être bien portant, mais confronté à toutes les obligations et contraintes de la vie en société ? Ou être protégé par le statut de malade ?

Le malade apitoie. Beaucoup plus que le malheureux, d'ailleurs. Car le malheur est individuel, tandis que la maladie est universelle. On peut toujours imaginer maîtriser son destin, déterminer son bonheur. Mais être à l'abri de la maladie, non, ce n'est pas envisageable. Quelques médecins, peut-être, le font, qui se croient « immunisés » simplement parce qu'ils sont médecins, mais ils ne dressent contre la maladie qu'un bouclier imaginaire. Et puis la maladie donne un pouvoir sur l'entourage. Celui-ci est dans l'obligation morale, plus ou moins librement acceptée, de satisfaire aux besoins du malade qui est empêché par la maladie. Parfois, le malade en profite. Il instaure sa dictature. Les infirmières le savent bien, elles qui sont victimes de l'intransigeance de ceux qui utilisent leur statut de malade pour exiger le service rendu. Tout est dans la capacité du malade à provoquer la culpabilité du bien-portant pour obtenir de lui ce qu'il ne donnerait pas à une personne jouissant de sa santé. C'est ainsi qu'au sein d'un couple la maladie peut révéler des liens sadomasochistes qui n'avaient pas encore eu la possibilité de s'exprimer.

Le malade régresse toujours. Il devient dépendant. Comme un bébé, pourrait-on dire. Personne n'est plus dépendant et vulnérable qu'un bébé. C'est pourquoi il est l'objet de toutes les prévenances, de toutes les protections, de toutes les indulgences. C'est si mignon, un bébé ! Oui, mais c'est aussi le plus grand despote qui soit. On lui permet tout, on ne lui interdit rien. Observez sa jouissance quand il jette par terre un objet pour que vous le lui ramassiez. Voyez comme il répète son petit manège, comme il s'amuse, comme il vous mène par le bout du nez. Les plus faibles sont parfois les plus forts. Il y a sans doute, dans la régression du malade, un peu de nostalgie, et le désir enfoui de retrouver cette époque perdue.

C'est compliqué, le chemin de la guérison ! Prenez les soignants. Eh bien, il arrive qu'ils fassent, pour des raisons psychologiques, obstacle à la guérison ! Des liens très forts peuvent en effet se tisser entre une équipe soignante et un soigné qui a connu de graves difficultés pendant une longue période de temps. On s'est battu pour lui, parce que sa vie était en danger, parce qu'il fallait l'aider à récupérer son autonomie, ou parce qu'il avait connu des troubles psychiques évoluant sur le long terme. Il est devenu en quelque sorte l'enfant du groupe. Si l'on n'y prend garde, son départ définitif après la guérison devient problématique. On va considérer qu'il n'est pas encore prêt à affronter l'existence à l'extérieur. On va dire que sa famille ne fera jamais aussi bien que l'équipe soignante. Pourtant, il faut accepter cette perte de gratifications narcissiques, il faut identifier et assumer ce deuil symbolique. Une page se tourne. Il faut éviter les deuils impossibles, les relations interminables et sans objet. Et il ne faut pas que l'agressivité remplace la culpabilité de la séparation.

Cela fait partie des compétences des soignants que de savoir analyser une telle situation. La seule solution est d'en parler ensemble, de mettre en mots ces éventualités, pour que le processus de guérison ne soit ni figé ni freiné. Car guérir oblige à choisir. Choisir de changer à nouveau. Choisir de vivre une autre vie. Les symptômes de la maladie peuvent avoir disparu, si ce choix n'a pas été fait, si le soigné n'est pas capable de dire : « Je me sens guéri », comme il avait dit : « Je me sens malade », il n'y a pas de véritable guérison. Alors les symptômes peuvent réapparaître, signe que l'on éprouve le besoin de retrouver la protection que l'on a connue quand on était malade.

COMMENT GUÉRIR ?

Il existe une force psychique en chaque être humain qui peut être identifiée par lui, mobilisée et fortifiée pour atteindre un but conforme à son désir. Selon les circonstances, on appelle cette force la « volonté », la « conviction », ou la « motivation ». En matière de soins, elle joue un rôle important et vient s'ajouter aux effets des interventions techniques du soignant. C'est à celui-ci, par un travail qui demande une étroite collaboration et une relation chaleureuse avec le patient, de lui en faire prendre conscience et de l'inciter à l'utiliser en le soutenant dans sa démarche. On ne guérit pas si on ne le souhaite pas. Ce désir, cette force psychique entièrement dirigée vers la guérison, est ce qui permet aux psychothérapies de produire leur effet : la disparition de symptômes qui « résistaient à tout ». Elle est sans doute la composante principale de l'effet placebo et participe à l'alchimie de la relation du transfert. Elle est la force de l'esprit sur le corps.

Aujourd'hui, nombreux sont les médecins, particulièrement les psychiatres, qui veulent l'ignorer ou qui la méconnaissent. Ils sont donc incapables d'aider le patient à l'utiliser. On fait comme si l'acte technique était la seule intervention possible. Alors on prescrit du médicament, on opère. Et c'est tout. Pourtant, ce qui se joue après, dans le renforcement du sujet souffrant par lui-même avec l'aide du soignant qui le soutient et l'encourage sur le chemin de la guérison, de la rééducation, ou de la récupération, est considérable.

Le désir de guérir, c'est la force de croire à la guérison, c'est la conviction de l'issue heureuse du résultat, c'est la conscience de sa propre force intérieure. Les cancérologues, et tous ceux qui se battent contre des maladies graves, longues et pénibles, savent bien que, sans la force du désir de guérir qui anime le patient, leurs efforts ne connaîtront pas le plein succès. Évidemment, le travail relationnel qui permet à un soignant de développer cette force psychique chez le soigné demande du temps, beaucoup de temps. Et le temps, c'est ce qui manque le plus à l'heure actuelle, où seul l'acte technique est rémunéré au détriment de la clinique de la relation. On prend le risque de négliger le malade, de ne pas pratiquer une médecine humaniste, centrée sur l'être humain plus que sur la maladie. De ce strict point de vue, les homéopathes, qui pratiquent une médecine lente, faite d'écoute, qui ne négligent aucun détail, et accordent une importance authentique aux dires du patient, sont parmi les rares à demeurer fidèles à cette perspective où le soigné est une personne.

Et la psychiatrie ? Défend-elle l'importance du psychisme et de la force qui réside en lui pour lutter contre sa propre souffrance ? Si Henri Ey a pu écrire que la pathologie mentale était une pathologie de la liberté, n'est-ce pas le rôle du soignant que de s'appuyer sur ce qui est irréductible à la pathologie dans le psychisme d'un patient pour l'aider à retrouver sa liberté ? Même le plus grand délirant possède dans son psychisme, qui l'aliène apparemment du reste de ses semblables, une part inaltérée qui permet la communication avec ceux qui savent la percevoir et qui leur permettra de reconstruire ultérieurement un univers intérieur plus harmonieux. Hélas, la psychiatrie a décidé que le psychisme n'existait plus ! Plus de souffrance psychique ! Que des symptômes ! C'est bien commode. Car les symptômes sont des cibles pour les médicaments. Si leur importance sur une échelle chiffrée diminue au bout de quelques semaines d'un pourcentage déterminé à l'avance – par exemple 50 % –, on décide d'appeler ce résultat « guérison ». Si ce pourcentage tarde à apparaître, on dit que les symptômes « résistent ». Ce que le patient pense de tout cela n'intéresse personne. D'ailleurs, on se garde bien de lui demander quoi que ce soit. Cela peut se comprendre. Personne ne veut courir le risque de l'entendre dire qu'il n'est pas d'accord avec le score de l'échelle et qu'il ne se sent pas guéri !

Ainsi, tout est simple. Sauf que... « La guérison, écrivait Canguilhem [1], c'est ce qu'en pense le bénéficiaire. Ce n'est pas une “ visée ” dans l'axe d'un traitement validé par l'enquête statistique des résultats. » Alors, comment guérit-on ? Il faut répondre à une triple attente : celle du soigné, celle des soignants, celle des proches – quand ce n'est pas celle de la société. La formulation intime de la guérison par le soigné peut prendre des orientations diverses. « Redevenir comme avant » : c'est évidemment impossible, aucun être humain ne revenant en arrière dans son existence. « Être mieux qu'avant » : c'est parfois possible lorsque l'épreuve de la maladie s'est révélée une expérience enrichissante. Boris Cyrulnik [2] a parfaitement décrit sous le nom de « résilience » ce que peut être, en d'autres circonstances douloureuses de l'existence, la capacité de certaines personnes à sortir renforcées de l'adversité. « Tout ce qui ne me détruit pas me rend plus fort », disait d'ailleurs Nietzsche.

Parfois, guérir, c'est être conforme aux vœux des autres. Les soignants – et c'est bien normal – désirent que les symptômes de la maladie disparaissent. C'est l'illustration du pouvoir de la médecine, et cela constitue une légitime gratification narcissique. Il n'y a rien d'illogique à se satisfaire

---

1. Georges Canguilhem, « L'idée de guérison », *Nouvelle Revue de Psychanalyse*, n° 17, printemps 1978, p. 13-26.

2. Boris Cyrulnik, *Un merveilleux malheur*, Paris, Odile Jacob, 1999.

de voir ses efforts couronnés de succès. Mais lorsque cela n'est pas le cas, lorsque les symptômes persistent, certains soignants se sentent personnellement mis en cause par cette « résistance ». Le soigné court alors un risque, celui de devenir le mauvais objet qui porte atteinte à la satisfaction du soignant. Leurs relations peuvent se détériorer. La guérison devient un enjeu de pouvoir, et le soigné l'offre ou la refuse à celui qui la désire. Les proches aussi souhaitent la guérison du soigné. Parce qu'ils veulent évidemment qu'il retrouve son intégrité et son confort d'existence. Mais aussi pour qu'il occupe de nouveau la place qu'il tenait dans le réseau relationnel de son entourage. La guérison rassure, et c'est un don que le soigné fait à ses proches. Quant à la société, c'est le retour du soigné à sa fonction sociale antérieure (c'est-à-dire la reprise du travail) qu'elle attend.

Cela fait beaucoup d'attentes au chevet de la guérison...

On ne peut cependant réduire l'alchimie de la guérison à la seule rencontre d'un désir et d'une volonté. Au-delà de la volonté raisonnable et habituelle du soigné qui souhaite guérir, il faut reconnaître que certains détiennent, plus que d'autres, un pouvoir sur leur maladie. Il est des forces exceptionnelles qui concourent à une sorte d'autoguérison.

L'AUTOGUÉRISON

Tous, nous possédons en nous-mêmes une force dont la puissance n'est pas, comme celle du médicament, quantitative, mais qualitative, comme celle de l'effet placebo. Autrement dit, elle ne permet en général pas d'obtenir à elle seule la guérison, mais, ajoutée à l'effort des soignants et à l'effet des techniques de soins, elle accroît significativement les chances de guérir. Pourquoi s'en priver ?

En accaparant le pouvoir de guérir, le soignant pénalise le soigné : il ne lui laisse pas inventer ses propres solutions. La guérison, c'est-à-dire la solution la moins mauvaise pour le soigné, est pourtant toujours un mélange où la part du soignant et celle du soigné sont inextricables. Le soignant ne peut penser ou désirer à la place du soigné. Il pense *avec* lui. Il respecte la liberté de sa subjectivité et ne lui impose pas la sienne. « Ce n'est pas le médecin qui vient à bout de la maladie, mais le malade », disait Groddeck. Pour guérir, en effet, il faut vouloir guérir.

J'en ai eu la démonstration, il y a bien longtemps, lors d'un séjour d'un an dans le service des grands brûlés de l'hôpital Cochin. Une danseuse célèbre de l'Opéra de Paris avait été atrocement brûlée un soir que son costume s'était enflammé sur scène. La gravité de ses lésions lui laissait peu de chances de survie. Elle se battit pourtant avec une énergie farouche pendant des mois, suscitant l'admiration de tous les soignants, galvanisant leurs efforts par son courage. Contre toute attente, elle survécut et retrouva, après de nombreuses interventions chirurgicales, une autonomie satisfaisante. Cette femme avait, au plus haut degré, la volonté de guérir.

La même année, nous reçûmes dans le service trois soldats marocains appartenant à la garde du roi. Un accident les avait laissés très sévèrement brûlés, mais leurs lésions étaient inférieures en gravité à celles de la danseuse. L'équipe les soigna avec le même dévouement, déploya le même acharnement et les mêmes moyens techniques pour les sauver. Mais ces hommes, transportés par avion loin de leur milieu de vie, coupés de tout lien personnel, parlant très mal notre langue, soumis à des changements complets d'alimentation, perdirent progressivement, sans que nous pussions rien y faire, toute volonté de vivre. Ils moururent tous les trois. La force de guérir ne suffit pas toujours, on le voit, et ce, bien que tous les moyens aient été mis en œuvre pour sauver ces trois malheureux. Hors le contexte culturel du soigné, pas de guérison, car c'est la culture qui fonde chez lui la croyance dans le pouvoir du soignant.

Elle ne suffit pas non plus quand l'identité de la personne est atteinte. La précarité, la désinsertion sociale, qui isolent et altèrent l'image de soi, sont les pires circonstances pour être malade, et pourtant ce sont des conditions favorisantes pour déclencher une maladie. La dénutrition, l'alcoolisation, le manque d'hygiène contribuent à aggraver la situation. Retard au diagnostic, absence de soutien affectif et moral, d'aide financière, de logement, de surveillance par les proches, compliquent considérablement les prises en charge et rendent inégales les chances de succès des traitements. Comment peut-on soigner un cancer, une maladie chronique, une tuberculose dans ces conditions ?

Conclusion

LES NOUVEAUX SOIGNÉS

Il n'est pas nécessaire d'être devin pour voir que la pratique de la médecine s'apprête à changer radicalement. Le secret médical disparaît, les compagnies d'assurances se livrent à l'inquisition génétique. Demain, peut-être, on euthanasiera les cas désespérés, ceux qui coûtent, mais ne rapportent rien. Tous les repères éthiques, moraux et déontologiques des médecins sont chamboulés. On préfère l'économique au relationnel, le niveau de preuve à la vérité du psychisme, l'objectif au subjectif. La déresponsabilisation des soignants est en marche. Ceux-ci sont accrédités, évalués, accusés, condamnés. Ils ont perdu la liberté de décider, d'assumer, de donner. Le discours dogmatique de la science ne fait plus illusion depuis le drame du sida, et la crédibilité de la médecine, réputée infaillible, est battue en brèche depuis cet autre drame qu'a été l'affaire du sang contaminé. Les soignants ne sont plus omnipotents. On a découvert que la médecine pouvait avoir un rapport conflictuel avec la société, et maintenant il lui faut s'expliquer.

Désormais, les soignants doivent être les partenaires des soignés. Plus que jamais, la relation médecin-malade, dans ce qu'elle a de plus chaleureusement humain, est une nécessité. Elle est la base de la confiance sans laquelle la réussite des soins n'est pas certaine. Or cette confiance suppose la transparence et l'information des soignés sur tout ce qui les concerne. Les États-Unis et, depuis peu, la Grande-Bretagne ne l'ont pas compris. Les plaintes s'y multiplient de façon exponentielle, les indemnités atteignent des sommes énormes. Le public se méfie, car il n'est pas informé par les soignants, mais par d'autres sources, en particulier par la presse et les associations de malades. L'opacité, qui caractérisait la médecine autrefois, n'est plus de mise. Il faut abandonner les discours lénifiants sur des résultats auxquels plus personne n'adhère. Les soignés sont des citoyens, ils sont adultes et responsables, ils sont capables d'entendre et d'accepter la réalité pour autant qu'elle est énoncée avec tact et mesure.

Le partage du savoir est à l'ordre du jour, mais certains médecins s'y refusent. Ils se prennent pour des sorciers. L'art de guérir est pour eux un art sacré qui ne se communique pas, sauf entre initiés. Le mystère doit rester mystérieux. Critiquez-les, vous les verrez réagir avec une violence inouïe, surtout si vous êtes l'un des leurs. C'est comme si vous aviez proféré un blasphème.

On ne peut plus mentir au soigné. Et Dieu sait si, parfois, c'est en toute bonne conscience que l'on ment, parce que l'on s'est abusé soi-même. Mais peut-on continuer de prétendre que le trouble mental est « une maladie comme les autres » ? Cela n'a jamais convaincu aucun soigné. Il serait plus juste de dire que celui qui présente des troubles psychiques doit être traité comme n'importe quel autre malade. Un trouble psychique qui deviendrait « une maladie comme les autres » cesserait d'appartenir à la psychiatrie pour entrer dans le giron de la neurologie. Et ce n'est pas pour demain. Peut-on continuer de promettre que les troubles mentaux trouveront bientôt une explication ou une solution ? Et présenter comme un fait validé ce qui n'est qu'une hypothèse ? Cela non plus n'abuse personne. On ne sait toujours rien des causes des troubles psychiques, on n'a pas sur elles le plus petit début d'explication. Des hypothèses, ça oui, et parfois très fortes, mais aucune preuve. Cela n'empêche ni de soigner ni de guérir. Mais cela blesse le narcissisme des psychiatres.

Informer et conseiller le soigné et éventuellement sa famille est une obligation. L'article 35 du Code de déontologie médicale précise que cette information doit être « loyale, claire et appropriée ». On ne peut donc plus dire : « Avalez, c'est bon pour vous. » C'en est fini du « paternalisme infantilisant » et du « mensonge charitable », comme l'explique Bernard Lachaux [1] qui, analysant la poussée de la demande des consommateurs face à la résistance de certains soignants, parle d'un conflit entre « l'injonction sociale » et « l'ordre médical ». Cette information doit être délivrée non seulement par les soignants – médecins, infirmiers, psychologues –, mais aussi par les secrétaires, les administratifs et les assistantes sociales. Elle concerne aussi les proches, et la charte du patient hospitalisé précise que « la famille et les proches doivent pouvoir disposer d'un temps suffisant pour avoir un dialogue avec les médecins responsables », c'est-à-dire le médecin soignant et le chef de service. Informer le patient fait partie intégrante de la stratégie de soins. C'est placer le soigné en position de partenaire actif. C'est cultiver le partage du savoir.

Le médecin a besoin du « consentement éclairé » du soigné pour agir sur sa personne, sauf dans quelques cas exceptionnels dictés par l'urgence. Or il n'y a pas de consentement éclairé possible sans information préalable. La psychiatrie n'échappe pas à la règle. Ce serait faire preuve d'un curieux mépris du soigné que d'imaginer qu'un diagnostic justifiant un traitement disqualifie l'opinion de celui qui le reçoit. « Il ne peut pas comprendre » est une phrase inacceptable. Celui qui reçoit un traitement par neuroleptique ressent parfaitement dans son corps des effets indésirables de natures

1. *In Santé mentale*, n° 37, avril 1999.

diverses qui justifient une information patiente et circonstanciée. Dans bien des cas – pas tous, c'est certain –, le soigné a même le droit de ne pas être d'accord avec le soignant. Il a tort ? Peut-être. C'est agaçant ? Et alors ? Lorsqu'il s'agit de tester sur lui un nouveau médicament, le soignant ne se plie-t-il pas déjà de bonne grâce – loi Huriet oblige – à la nécessité des explications et à la possibilité d'un refus à tout moment du traitement ? Depuis l'arrêt de la Cour de cassation du 25 février 1997, la preuve qu'une information a été fournie doit être apportée par le médecin lui-même. Si le soigné la réclame et qu'il ne l'obtient pas, il peut même entamer contre le soignant une action en dommages et intérêts. Qu'il aura toutes les chances de gagner...

Le désarroi, l'irritation, voire l'opposition d'une fraction du corps médical face à ces obligations légales donnent la mesure de sa résistance. Pour la majorité des médecins, cependant, la loi n'a fait qu'officialiser ce qui se pratiquait avec bon sens et humanisme depuis toujours. L'information du soigné a même ses théoriciens. L'un d'eux, Jean-François d'Ivernois, qui a tant fait pour la pédagogie dans le domaine de la santé, a parfaitement montré qu'informer, former et éduquer étaient synergiques et apportaient aux malades des services différents. Informer permet de découvrir des connaissances ; former, d'acquérir des compétences ; et éduquer, de transformer une vie difficile en effectuant une véritable renaissance. C'est le cas de nombreuses pathologies chroniques où l'information au sens large du terme est un accompagnement du soigné par le soignant qui se prolonge au fil du temps.

La « rencontre d'une confiance et d'une conscience » ne suffit plus, et les soignés, comme leurs proches, sont de plus en plus organisés et actifs. Ainsi, l'ordonnance d'avril 1996 a fait entrer les malades dans les conseils d'administration des hôpitaux publics. Ils deviennent des acteurs de la vie hospitalière, même si leur influence reste encore discrète. Les associations de patients sont appelées à se multiplier et à se développer. Elles jouent déjà des rôles importants dans certains secteurs d'activité, comme celui des essais cliniques de nouveaux médicaments.

L'apparition du sida a suscité la création d'associations de malades dont le rôle est emblématique de ce que seront les soignés de demain. Ceux qui militent pour la lutte contre cette pathologie détiennent les mêmes informations que les médecins, participent aux mêmes congrès qu'eux et sont devenus des partenaires à tous niveaux. Ils dialoguent avec les pouvoirs publics, suivent les essais thérapeutiques en cours et font baisser le prix des médicaments. C'est à partir des associations que l'information est diffusée, que les aides sont dispensées, que le soutien moral est apporté aux soignés comme à leurs familles. La solidarité se développe. Des associations prennent même l'initiative de créer et de gérer des structures d'hébergement. Les proches sont de plus en plus impliqués dans les soins. Conjoints, parents, entourage doivent recevoir informations et soutien psychologique leur permettant d'être actifs et de supporter la souffrance qu'ils ressentent à vivre au côté d'un proche atteint par une pathologie grave ou à évolution prolongée. Et c'est aux soignants d'apprendre aux témoins des soins les gestes et les comportements d'aide adaptés aux situations qu'ils vivent.

C'est parfois une formation à la compréhension psychologique des attitudes du soigné ou de ses symptômes psychiques qu'il est utile de dispenser. L'époque doit être révolue où l'on vivait dans la solitude et l'incompréhension le compagnonnage avec un enfant schizophrène ou un conjoint atteint de maladie d'Alzheimer. Toutes les pathologies qui ne permettent pas une guérison rapide, radicale et définitive nécessitent ces mesures d'explications et de soutien moral. Les proches doivent pouvoir déceler la complication qui nécessitera une mesure d'urgence et savoir quand appeler les soignants devant une modification de la symptomatologie. La participation des proches dans la chaîne des soins apparaît comme une évolution nécessaire à la qualité de vie des soignés et utile aux resserrements des liens interpersonnels. Récemment, la Fédération nationale des infirmières a menacé de contester devant le Conseil d'État une possibilité qui va être donnée aux proches par le ministère de la Santé. Toute personne ayant reçu une formation de cinq jours pourra pratiquer des aspirations trachéales chez des malades en insuffisance respiratoire et trachéotomisés. On sait bien pourtant le confort, la sécurité et l'apaisement psychologique qu'une telle mesure peut entraîner. De jeunes myopathes pourront raccourcir leur durée d'hospitalisation et être aidés par leurs parents, des opérés trachéotomisés revenus chez eux pourront éviter l'angoisse de l'asphyxie par le geste d'un conjoint. Cette participation tion des proches aux soins élémentaires pouvant être réalisée dans l'urgence avant toute arrivée problématique d'une infirmière annonce peut-être une autre conception du soin à domicile.

Les nouveaux soignés ont des exigences. Ils veulent être informés, ils veulent de la transparence, ils veulent pouvoir choisir. Et savoir si l'on a trouvé le médecin qui convient n'est pas toujours chose facile. La garantie des compétences ne suffit pas. L'accord entre deux êtres humains, qui caractérise la relation duelle, implique aussi des aspects relationnels dont l'évaluation dépend de chacun. Certes, il est des données objectives, comme la disponibilité, l'attention, la chaleur humaine, la patience, qui sont appréciées chez le médecin. Mais la qualité d'une relation dépend aussi de l'esprit de réciprocité de ceux qui l'établissent. Au « bon » médecin doit correspondre un « bon » soigné dont les exigences sont raisonnables et qui respecte le soignant. La discussion doit être possible, et les avis peuvent diverger. Le médecin qui acquiesce à toutes les demandes n'est pas forcément celui qui convient. La confiance qui est si nécessaire dans la relation thérapeutique n'interdit pas de demander un autre avis lorsqu'un traitement prolongé est inefficace, que le diagnostic envisagé est grave, ou qu'une décision d'intervention chirurgicale est à prendre. Tout médecin doit comprendre cette légitime requête sans pour autant se sentir vexé. Le « bon » médecin, celui qui convient, est aussi celui qui rassure et qui n'intimide pas.

Mais pour être bien soigné, lorsque ce climat est établi, il faut se dépouiller de tous les comportements qui pourraient interférer avec la liberté du soignant d'intervenir comme il l'entend. Être informé, oui. Mais contester, négocier, imposer, non. C'est pourquoi il est parfois difficile à un médecin de soigner un autre médecin. Cette image en miroir de l'identité professionnelle ne doit pas exister. Un médecin malade n'est plus médecin en face de son confrère. C'est un soigné comme les autres sous peine d'être mal traité. De même, si elle veut être soignée objectivement, une personne riche, ou célèbre, ou qui occupe une position de pouvoir, doit se défaire de ses caractéristiques sociales. Quant au médecin, il doit oublier la situation de son patient et conserver sa liberté et son indépendance dans la pratique de ses soins. La notoriété d'un malade ne doit pas être récupérée par le soignant, pas plus qu'il ne doit flatter ou être aux ordres. Mais, pour tous les soignés anonymes, c'en est fini du temps où ils étaient parfois traités en objets. Il n'est plus question d'accepter le déni de leur identité, l'offense à leur pudeur ou l'atteinte à leur dignité.

J'en appelle à tous ceux qui veulent rester debout pour se battre et vaincre la maladie. Cessez d'être leurrés par de fausses promesses, n'écoutez pas ceux qui vous expliquent que vous ne comptez pas, que vous ne pouvez rien, que votre sort repose entre leurs seules mains et que, bien entendu, tout sera réglé demain. J'en appelle à chacun, intimement. En vous réside une force. Alliée au désir de soigner, elle permet de gagner. Il faut l'utiliser. Car c'est la force de guérir.

Remerciements

Mes remerciements vont à Odile Jacob, dont l'inlassable énergie m'a permis de passer de l'engagement personnel à l'écriture d'un livre.

Je remercie aussi Christophe Guias, avec qui les échanges sont toujours stimulants, fructueux et agréables.

Enfin, rien n'aurait été possible sans l'aide morale, affective et matérielle de Françoise Zarifian.

Table

Dans la collection « Poches Odile Jacob »

N° 1 : Aldo Naouri, *Les Filles et leurs mères*
N° 2 : Boris Cyrulnik, *Les Nourritures affectives*
N° 3 : Jean-Didier Vincent, *La Chair et le Diable*
N° 4 : Jean François Deniau, *Le Bureau des secrets perdus*
N° 5 : Stephen Hawking, *Trous noirs et bébés univers*
N° 6 : Claude Hagège, *Le Souffle de la langue*
N° 7 : Claude Olievenstein, *Naissance de la vieillesse*
N° 8 : Édouard Zarifian, *Les Jardiniers de la folie*
N° 9 : Caroline Eliacheff, *À corps et à cris*
N° 10 : François Lelord, Christophe André, *Comment gérer les personnalités difficiles*
N° 11 : Jean-Pierre Changeux, Alain Connes, *Matière à pensée*
N° 12 : Yves Coppens, *Le Genou de Lucy*
N° 13 : Jacques Ruffié, *Le Sexe et la Mort*
N° 14 : François Roustang, *Comment faire rire un paranoïaque ?*
N° 15 : Jean-Claude Duplessy, Pierre Morel, *Gros Temps sur la planète*
N° 16 : François Jacob, *La Souris, la Mouche et l'Homme*
N° 17 : Marie-Frédérique Bacqué : *Le Deuil à vivre*
N° 18 : Gerald M. Edelman, *Biologie de la conscience*
N° 19 : Samuel P. Huntington, *Le Choc des civilisations*
N° 20 : Dan Kiley, *Le Syndrome de Peter Pan*
N° 21 : Willy Pasini, *À quoi sert le couple ?*
N° 22 : Françoise Héritier, Boris Cyrulnik, Aldo Naouri, *De l'inceste*
N° 23 : Tobie Nathan, *Psychanalyse païenne*
N° 24 : Raymond Aubrac, *Où la mémoire s'attarde*
N° 25 : Georges Charpak, Richard L. Garwin, *Feux follets et champignons nucléaires*
N° 26 : Henry de Lumley, *L'Homme premier*
N° 27 : Alain Ehrenberg, *La Fatigue d'être soi*
N° 28 : Jean-Pierre Changeux, Paul Ricœur, *Ce qui nous fait penser*
N° 29 : André Brahic, *Enfants du Soleil*
N° 30 : David Ruelle, *Hasard et Chaos*

N° 31 : Claude Olievenstein, *Le Non-dit des émotions*
N° 32 : Édouard Zarifian, *Des paradis plein la tête*
N° 33 : Michel Jouvet, *Le Sommeil et le Rêve*
N° 34 : Jean-Baptiste de Foucauld, Denis Piveteau, *Une société en quête de sens*
N° 35 : Jean-Marie Bourre, *La Diététique du cerveau*
N° 36 : François Lelord, *Les Contes d'un psychiatre ordinaire*
N° 37 : Alain Braconnier, *Le Sexe des émotions*
N° 38 : Temple Grandin, *Ma Vie d'autiste*
N° 39 : Philippe Taquet, *L'Empreinte des dinosaures*
N° 40 : Antonio Damasio, *L'Erreur de Descartes*
N° 41 : Édouard Zarifian, *La Force de guérir*

Imprimé en France sur Presse Offset par

BRODARD & TAUPIN

GROUPE CPI

La Flèche (Sarthe), le 15-12-2000
N° d'impression : 5087
N° d'édition : 7381-0921-X
Dépôt légal : décembre 2000